医学影像检查百问百答

主审 张伟国

主编 李雪 王亚玲 张乐天 赵丽

副主编 王舒楠 刘俊伶 蔡莉

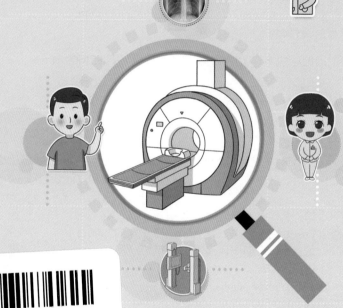

人民卫生出版社
·北京·

图书在版编目（CIP）数据

医学影像检查百问百答 / 李雪等主编 . —北京：
人民卫生出版社，2023.8
ISBN 978-7-117-35165-2

Ⅰ.①医… Ⅱ.①李… Ⅲ.①影像诊断 – 问题解答
Ⅳ.①R445-44

中国国家版本馆 CIP 数据核字（2023）第 151609 号

人卫智网　www.ipmph.com　医学教育、学术、考试、健康，购书智慧智能综合服务平台
人卫官网　www.pmph.com　人卫官方资讯发布平台

医学影像检查百问百答
Yixue Yingxiang Jiancha Baiwen Baida

主　　编：李　雪　王亚玲　张乐天　赵　丽
出版发行：人民卫生出版社（中继线 010-59780011）
地　　址：北京市朝阳区潘家园南里 19 号
邮　　编：100021
E - mail：pmph @ pmph.com
购书热线：010-59787592　010-59787584　010-65264830
印　　刷：北京顶佳世纪印刷有限公司
打击盗版举报电话：**010-59787491**　E-mail：**WQ @ pmph.com**
质量问题联系电话：**010-59787234**　E-mail：**zhiliang @ pmph.com**
数字融合服务电话：**4001118166**　　E-mail：**zengzhi @ pmph.com**

经　　销：新华书店
开　　本：710 × 1000　1/16　印张：9.5
字　　数：171 千字
版　　次：2023 年 8 月第 1 版
印　　次：2023 年 9 月第 1 次印刷
标准书号：ISBN 978-7-117-35165-2
定　　价：95.00 元

编 者

中国人民解放军陆军特色医学中心（以姓氏笔画为序）

王亚玲　王辰昳　王雪琴　王舒楠　方靖琴　邓　洋
冉启胜　兰　芳　毕　洁　刘　衡　刘俊伶　刘美金
江岷芮　孙金菊　李　欢　李　雪　李　媛　杨　晶
吴维玉　张乐天　陈　晓　赵　丽　段　雨　姚　云
郭广阔　唐小蓉　唐煜寒　程　伟　蔡　莉

中国人民解放军陆军军医大学第一附属医院

程　琳

中国人民解放军陆军军医大学第二附属医院

刘　平

北京协和医院

李玉梅

广西医科大学第一附属医院

梁俊丽

南昌大学第一附属医院

曾小红

绘 图

杭州至临医疗科技有限公司（以姓氏笔画为序）

张　鹏　陈黎霞　覃苏姗　童攀琦

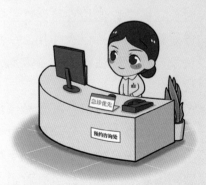

序

提笔作序之时，一条新闻跃然于屏幕上，"我国自主研发的核磁共振仪实现量产"。我作为一名从业近40年的放射工作者，对此感到由衷的高兴和欣慰，也感到无比的自豪和骄傲。我遥想1997年重庆第一台国外核磁共振仪落户医院，虽惊叹其精美的成像质量，但高昂的成本和昂贵的检查费用让人望而却步。如今随着我国自主创新的脚步不断向前，国产大型医学影像设备已相继实现量产。可以预见的是，在不久的将来，医学影像检查会"飞入寻常百姓家"，为全民健康保驾护航。在大健康时代，医学影像检查将会在全生命周期的卫生与健康服务过程当中发挥巨大作用。疾病筛查、早期诊断、治疗决策、疗效评估等预后各方面，都不再会离开医学影像检查。

对于公众而言，医学影像检查是一类充满"神秘色彩"的检查方法。公众可能由于缺少医学专业知识的科学普及，在面对X射线、CT、MRI等影像检查时，往往感到困惑和不安，甚至有对辐射隐患的担忧；又或者是不了解检查要求，配合不好，导致重复检查。基于此，做好医学影像检查科普的重要性不言而喻，这不仅是践行习近平总书记提出的"要把科学普及放在与科技创新同等重要的位置"的要求，也是我们这些影像科技工作者义不容辞的责任和义务。

李雪主任护师长期从事影像科护理的医教研工作，是我国著名的放射护理专家，有着丰富的放射护理经验和丰硕的科研成果，近年来更是致力于医学影像检查科普的创作与推广。基于临床实践中遇到的各种问题，李雪主任护师和她的团队编写了《医学影像检查百问百答》，旨在帮助患者更好地了解医学影像检查知识，更好地理解和配合医学影像检查过程。

本书由多年从事医学影像工作的护理、技术和医师团队共同编写。编写团队熟知不同类别影像技术设备的检查过程和护理需求。本书从患者的视角出发，采用卡通形象和通俗易懂的语言解答了患者在接受医学影像检查前及检查过程中可能遇到的问题。同时，本书以影像检查相关知识点为主线，通过广泛征求意见、收集热点问题，参考相关指南、共识、文献、教科书及最新资讯，跟踪前沿知识，比较全面地解答了 X 射线检查、CT 检查、MRI 检查、超声检查、核医学等过程中患者及家属提出的常见问题，很好地解释了患者对影像检查的关切，具有很强的科学性、通俗性、趣味性、独创性、思想性、文学性。本书还涵盖了医学影像检查的基本知识、操作流程、注意事项等内容，贴近临床工作场景，让患者感受到医学影像工作者带给他们的温暖和帮助。本书也为临床医生提供参考资料，有助于临床医生与患者在医学影像检查前的有效沟通。

《医学影像检查百问百答》是目前国内第一部涉及医学影像检查的漫画书籍，既通俗易懂又有一定的专业深度，表达多样、趣味性强、贴近临床、贴近患者、图文并茂、栩栩如生是其亮点。期待本书能为广大患者和临床医生带来实际帮助，让医学影像检查成为患者更为熟知并合理接受的医疗过程。

张伟国

2023 年 7 月

前　言

医学影像检查是疾病预防和早期诊断的重要检查方法之一。患者及大众对于影像科的工作场景、设备、作用、流程、效果和安全性知之甚少，甚至存在误解，在影像检查过程中经常会提出一些问题，如为什么选择这项检查、检查的目的是什么、检查有什么风险、检查需要注意什么、检查前需要做哪些准备等。因此我们组织团队编写了《医学影像检查百问百答》科普漫画书，旨在让患者及大众了解影像检查设备的基本作用、增强影像相关知识科学素养、了解整个检查过程、消除恐惧感和神秘感、助力检查中的配合、提高健康意识。

同时，随着医学影像检查的不断细化和新技术迭代，很多临床医生在面对种类繁多的影像检查时也会出现各种疑惑，以及对患者和家属提出疑问的回答仍然欠规范或过于专业化。因此《医学影像检查百问百答》帮助临床医师更人性化地指导患者进行影像检查，减少资源浪费，降低患者负担，提高影像检查质量。

本书主要包括 X 射线检查、CT 检查、MRI 检查、超声检查、核医学、检查选择六个部分。本着医学科普"科学性、趣味性、准确性、艺术性"的基本要求，每部分以临床问题为导向，参考了权威的医学影像学教材、指南、共识，结合临床团队多年从事影像科护理工作的经验，深入浅出地介绍了医学影像检查的基本原理、适应证、禁忌证、临床应用、注意事项及检查流程。

本书内容以可爱漫画为风格，将漫画、典型的影像实例图片与文字融合，采用患者提出问题、护士解答问题的形式呈现，全程融入了关怀、关爱、沟通的人文服务理念。漫画中的人物形象、场景、情节都是根据实际的影像检查设备、流程和环境设计的，既直观又真实，既生动又有趣，易于患者及大众理解和掌握。

本书适用于即将接受医学影像检查的患者及其家属；可作为医学影像科及临床的医护人员对患者进行健康教育的参考资料；可作为医学院校的教学参考用书；更可作为普通读者了解医学影像检查的科普读物。

衷心感谢每一位参与本书创作的编者和漫画人员，他们的专业知识和敬业精神为本书的创作贡献了很大的力量。感谢重庆市护理学会影像护理专委会所有委员的大力支持。本书由重庆市影像医学与核医学临床医学研究中心资助（项目编号：2018RCPY01）。在此一并表示诚挚的感谢！

希望本书能为广大读者提供有益的帮助和指导。由于影像设备与影像技术的发展日新月异，本书难以涵盖所有的问题，欢迎大家提出宝贵意见。

李 雪 王亚玲 张乐天 赵 丽
2023 年 7 月

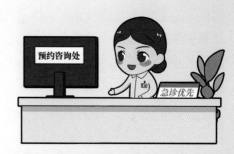

目　录

MRI 检查 _51

超声检查 _83

核医学 _105

检查选择 _119

参考文献 _136

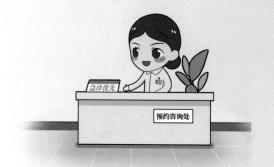

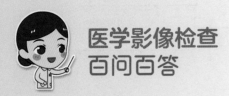

医学影像检查
百问百答

X 射线检查

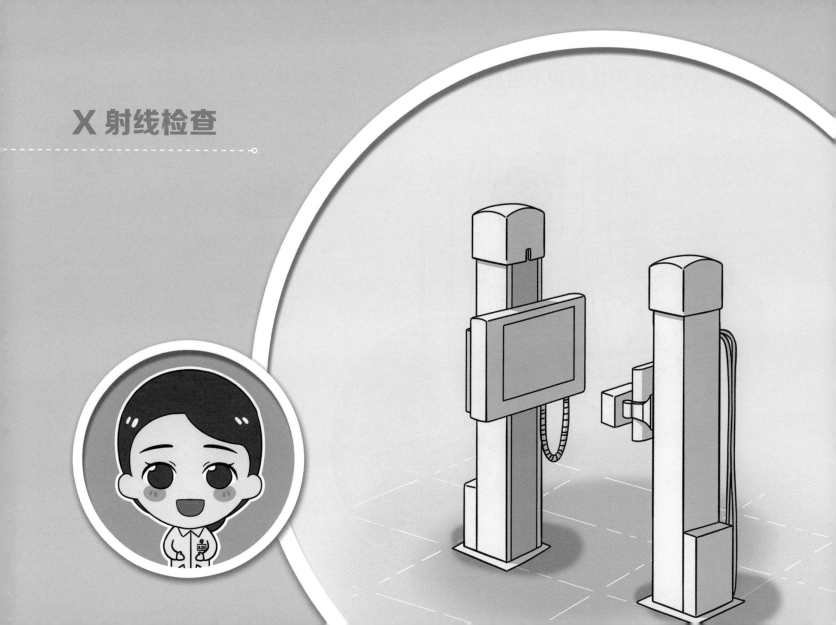

普通 X 射线检查的优势和不足有哪些？

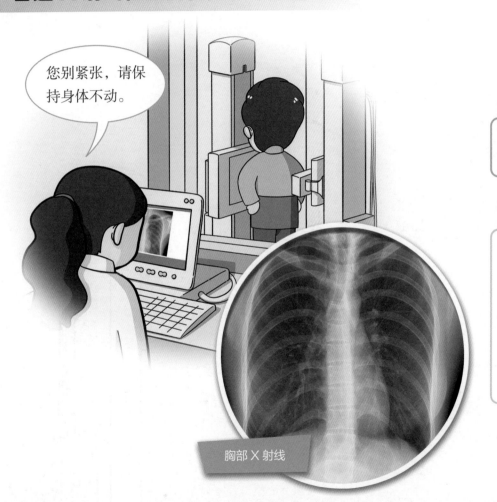

您别紧张，请保持身体不动。

胸部 X 射线

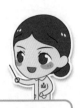

优势

成像快，辐射低，操作简单，费用低。

不足

1. 普通 X 射线检查是二维影像，人体具有三维结构，其组织器官的影像重叠，不易辨别。
2. 普通 X 射线的密度分辨率有限，不易分辨密度差异较小的组织器官和病变。

（张乐天　刘美金）

X 射线检查对身体的影响大吗？

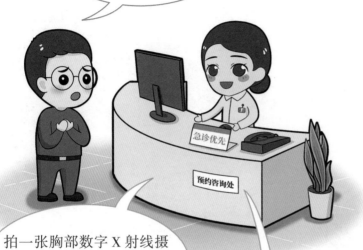

X 射线有辐射，做检查对身体的影响大吗？

拍一张胸部数字 X 射线摄影（DR）的个人所受照射剂量大约为 0.02mSv。

您别担心，一次 X 射线检查所受的照射剂量是非常有限的。

急诊优先

预约咨询处

《电离辐射防护与辐射源安全基本标准》规定

个人所受的公众照射除天然照射外的年有效剂量为 1mSv；特殊情况下，如果 5 个连续年平均不超过 1mSv 时，某一单年份的有效剂量可提高到 5mSv。

工作人员的职业照射连续 5 年的年平均有效剂量为 20mSv，任何一年的有效剂量不能超过 50mSv。

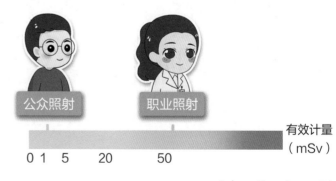

公众照射   职业照射

有效计量（mSv）

0 1 5   20   50

（李 雪 赵 丽）

3

X 射线检查为什么要去除金属物品？

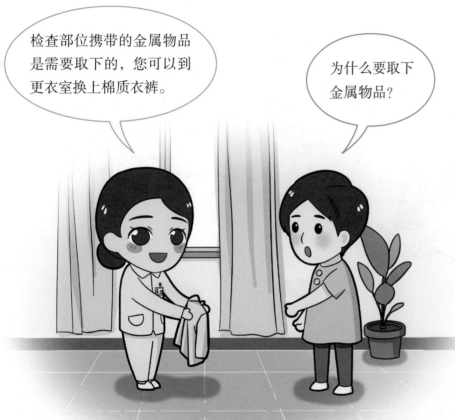

检查部位携带的金属物品是需要取下的，您可以到更衣室换上棉质衣裤。

为什么要取下金属物品？

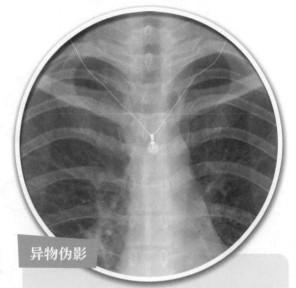

异物伪影

X 射线检查时，检查部位的金属物品、敷料、石膏，甚至是橡皮筋，都可能在影像上产生伪影，甚至掩盖病变部位，给影像诊断带来困难，可能影响检查结果。

（张乐天　刘美金）

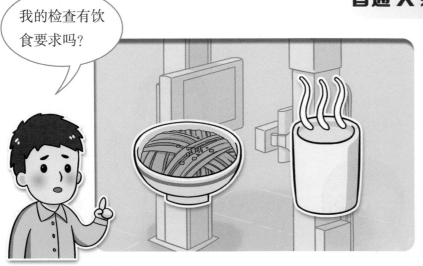

> 我的检查有饮食要求吗？

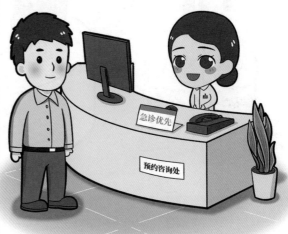

> 您好，这项检查是可以进食、饮水的。

★除了腹部 X 射线检查和临床治疗要求必须禁食、禁水的患者外，所有做普通 X 射线检查的患者均可以进食、饮水。

腹部 X 射线检查的患者，为减少或消除肠腔内容物对诊断影像的重叠干扰，除急腹症外，检查前均应先清除肠道内容物。

（李　雪　梁俊丽）

5

备孕期的男女双方可以做 X 射线检查吗？

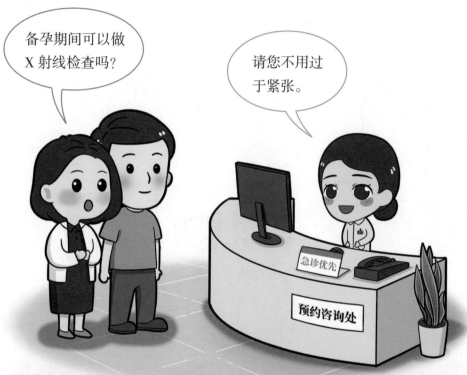

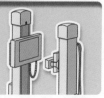

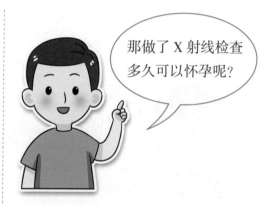

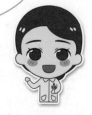

X 射线检查虽然有一定的电离辐射，但是单次剂量一般不超过 1mSv。检查时医生还会指导您做好防护，可以进一步降低腹部受到的照射剂量。

（赵丽 杨晶）

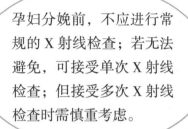

我需要做 X 射线检查，可是怀孕了，怎么办呢?

孕妇分娩前，不应进行常规的 X 射线检查；若无法避免，可接受单次 X 射线检查；但接受多次 X 射线检查时需慎重考虑。

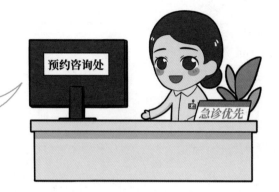

预约咨询处

急诊优先

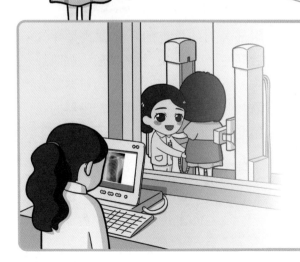

大量基础研究证实，胎儿在短期内受到低于 100mSv 的剂量不会造成胎儿死亡、畸形、智力发育受损等实质性疾病和致癌危险。孕妇接受单次胸部 X 射线检查，腹中胎儿受到的照射剂量为 0.000 2~0.000 7mSv，而且在做 X 射线检查时，腹部会进行防护，胎儿受到的照射剂量可以更进一步降低。

（赵丽 杨晶）

为什么胸腹部 X 射线检查需要屏气配合？

胸部

肺部摄影时，呼吸方式为深吸气后屏气。胸廓在吸气状态下扩张，双横膈下降 2~3cm，可以显示更多的肺野并提高肺野内组织反差。

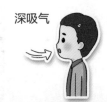 深吸气
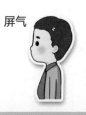 屏气

心脏大血管摄影时，呼吸方式为平静呼吸下屏气。

可疑气胸的患者，呼吸方式为深呼气后屏气，有利于肺野和积气的反差。

呼吸状态不良或因疾病不能深吸气的患者，胸部 X 射线检查时在平静呼吸下屏气即可。

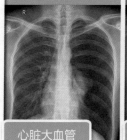
心脏大血管

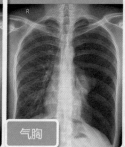
气胸

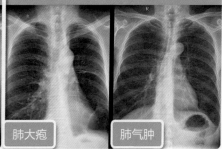
肺大疱　肺气肿

腹部

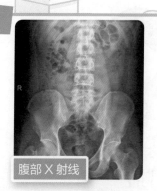
腹部 X 射线

腹部 X 射线检查的呼吸方式是呼气后屏气。呼气时，肋间外肌、膈肌舒张，膈肌顶部回升，上腹内脏器随着膈肌上升复位，减少了腹部脏器的互相重叠，有利于辨别组织器官。

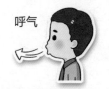 呼气
 屏气

（张乐天　刘美金）

8

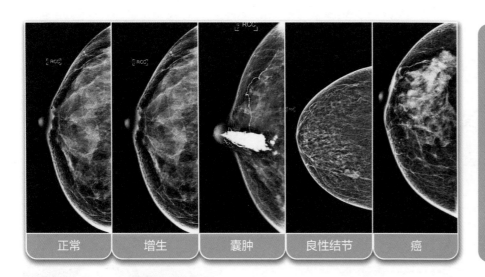

| 正常 | 增生 | 囊肿 | 良性结节 | 癌 |

1. 乳腺 X 射线摄影检查是目前国际公认的乳腺癌首选筛查方法。
2. 操作简单，价格相对便宜，诊断准确。
3. 对乳腺内钙化尤其是乳腺癌的微小钙化的检出率很高，常被用于 40 岁以上妇女的乳腺普查。

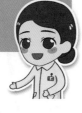

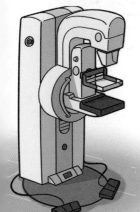

注意事项

1. 最佳检查时间为月经来潮后 7~10 日；绝经期妇女检查时间不做特殊要求。
2. 哺乳期妇女检查前需吸干净乳汁。
3. 检查前除去上衣（包括配饰），充分暴露检查部位，清除乳腺及腋窝区域的药物。

检查时需要压迫您的乳腺，会有不舒服，如果感觉很难受，请一定告知。

（张乐天　刘美金）

消化道造影有哪些分类？

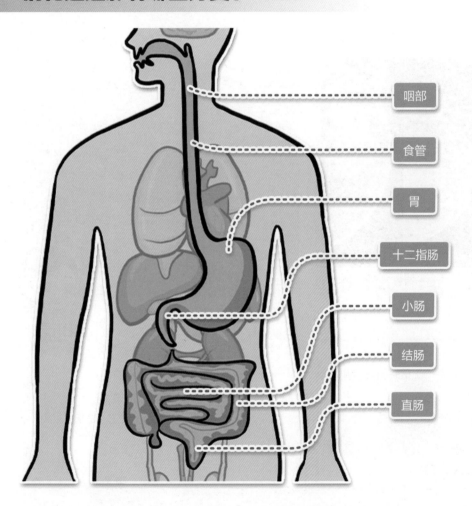

咽部

食管

胃

十二指肠

小肠

结肠

直肠

* 食管造影：食管。
* 上消化道造影：咽部、食管、胃、十二指肠。
* 常规口服小肠造影：食管、胃、十二指肠、小肠。
* 结肠钡灌肠检查：结肠。
* 排粪造影：直肠。

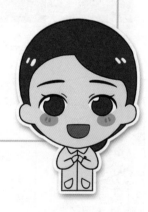

（赵　丽　李玉梅）

10

禁忌证

1. 食管 - 气管瘘。
2. 胃肠道穿孔。
3. 急性胃肠道出血。
4. 腐蚀性食管炎急性期。
5. 1 周内做过内镜活检者。

消化道造影常用的对比剂为医用硫酸钡。

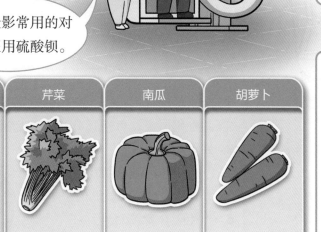

| 菠菜 | 芹菜 | 南瓜 | 胡萝卜 |

检查前准备

1. 除食管造影可进食、饮水外，其他消化道造影均有饮食要求。
2. 造影前 3 日，被检者不服用含铁、铋、钙等不透 X 射线的药物。
3. 造影前禁食、禁水 6 小时以上。
4. 胃内有大量潴留液，在造影前应抽取胃液。

检查后注意事项

1. 因医用硫酸钡不被人体吸收，在检查结束后 2~7 日会出现白色便，这属于正常现象。
2. 多饮水和进食粗纤维食物，可以促进医用硫酸钡的排出。
3. 若为长期便秘的患者，可使用缓泻剂或灌肠帮助排便，避免医用硫酸钡长时间遗留于肠道内形成钡石。

（李 雪 梁俊丽）

结肠钡灌肠造影需要注意什么？

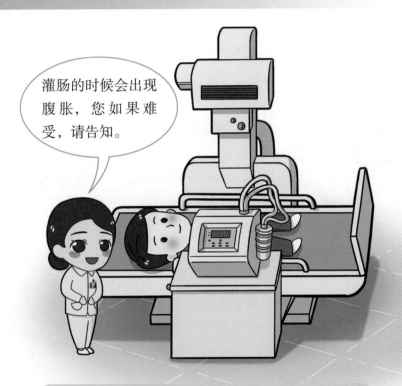

灌肠的时候会出现腹胀，您如果难受，请告知。

★结肠钡灌肠造影是用硫酸钡悬浊液通过灌肠器经肛门引入体内，对直肠、结肠进行多方位观察的一种 X 射线造影检查。

适应证

1. 结肠肿瘤、息肉、溃疡、憩室、结核等器质性病变，以及腹腔肿瘤。
2. 肠梗阻，鉴别低位小肠梗阻与结肠梗阻。
3. 肠套叠，有一定的治疗作用，但要注意套叠的时间，避免肠道因长时间缺血而坏死，灌肠时压力过大而穿孔。
4. 结肠先天性异常，如巨结肠等。

禁忌证

1. 结肠活动性大出血、穿孔、坏死者。
2. 急性阑尾炎、急性肠炎或憩室炎者。
3. 妊娠期妇女。
4. 24 小时内行结肠病理活检者。
5. 1 个月内行结肠或肛门手术者。
6. 不能配合者。

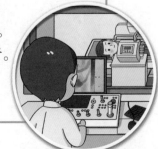

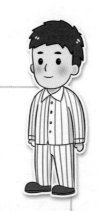

1. 造影前 2 日不要服用含铁、碘、钠、铋、银等药物。
2. 造影前 1 日不宜多吃纤维类和不易消化的食物。
3. 造影前 1 日晚餐吃少渣、不易产气饮食。
4. 造影前禁食禁水 6~8 小时。
5. 造影前清洁灌肠，可减少粪便对病变显示的干扰。

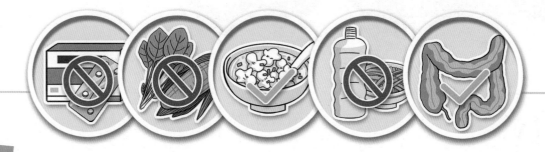

对比剂

1. 对比剂为 1：4 的医用硫酸钡悬浊液。
2. 成人每次用量 800~1 000ml，儿童每次用量 200~500ml。
3. 对比剂的温度为 39~41℃。

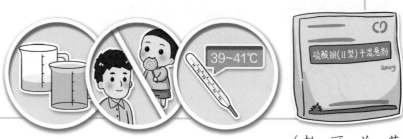

（赵 丽 兰 芳）

13

什么是排粪造影？

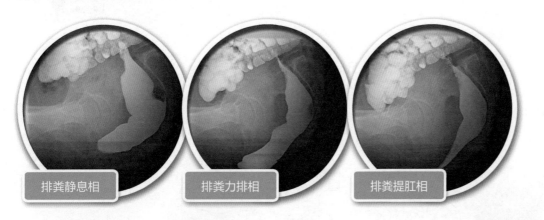

排粪静息相　　　排粪力排相　　　排粪提肛相

排粪造影是将熬制的钡糊注入被检者直肠内，在符合生理状态下对肛直肠及盆底作静态和动态观察，以了解肛直肠部功能性疾病的造影方法。

适应证

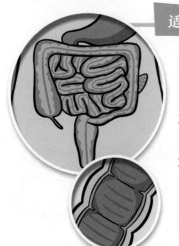

1. 直肠黏膜脱垂、直肠套叠、直肠前突、会阴下降综合征、盆底痉挛综合征、子宫后倾等。
2. 大便失禁、直肠癌术后及肛门成形术后了解肛直肠功能。
3. 排便困难、便秘、黏液血便、肛门坠胀、排便时会阴及腰骶部疼痛，而经临床指肛、钡灌肠和内镜检查未见异常。

禁忌证

1. 病重、体质弱、心肺功能衰竭者。
2. 肛门手术 1 个月内或外伤未痊愈者。

（李 雪 赵 丽）

14

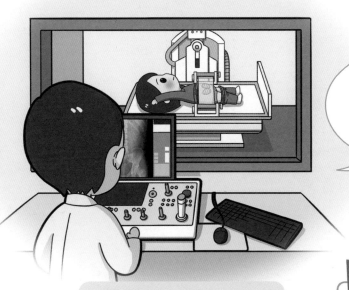

您刚注射了碘对比剂，如有不舒服，请及时告知。

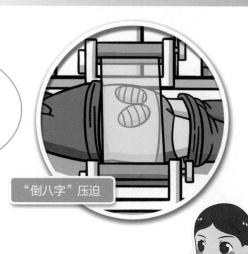

"倒八字" 压迫

静脉肾盂造影指通过静脉注射碘对比剂后，对比剂经肾小球滤过排入尿路，从而显示双肾、膀胱和输尿管的解剖结构及分泌功能的检查。

注意事项

1. 造影前 2~3 日不吃易产气和多渣食物，禁服硫酸钡、碘对比剂、含钙或重金属的药物。
2. 造影前 1 日晚上清洁肠道，清除肠内积粪和积气。
3. 造影前 12 小时禁食及控制饮水。
4. 造影前患者排尿，使膀胱空虚。
5. 造影时根据医生指令进行深吸气后呼气，再屏气。

（张乐天　刘美金）

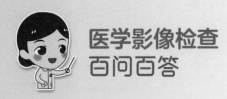

医学影像检查
百问百答

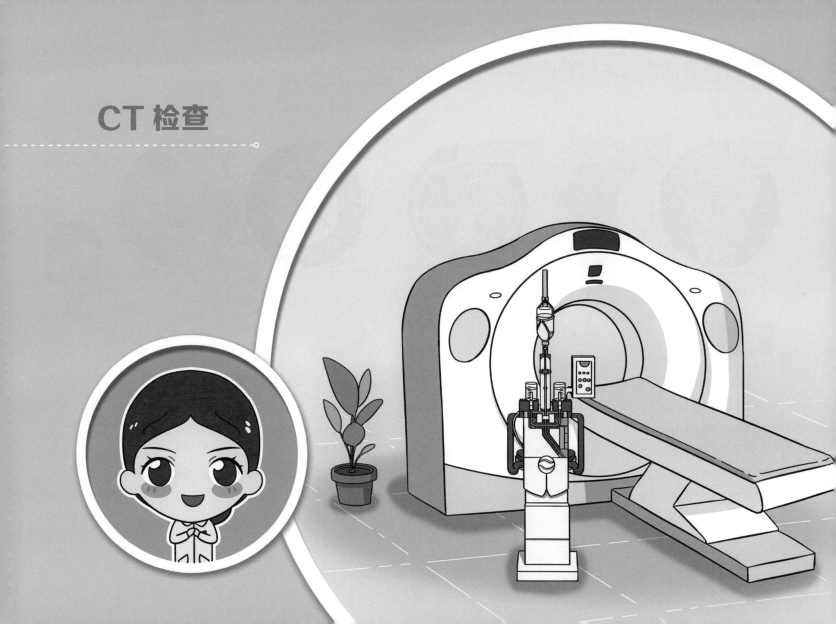

CT 检查

CT 检查的优势和不足有哪些？

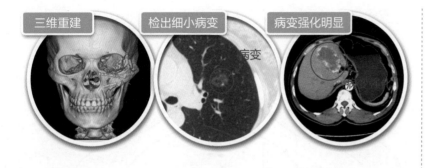

三维重建　检出细小病变　病变强化明显

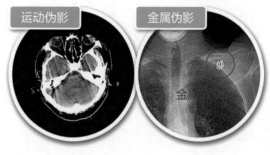

运动伪影　金属伪影

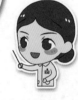

优势

1. 无创性检查，方便快捷。
2. 通过多个横断面图像的集合而显示某个器官或组织的全貌，可显示人体组织内部的结构。
3. 具有较高的密度分辨力，对细微的有密度改变的病变检出率比 X 射线检查明显提高。
4. 增强扫描可提高病变的检出率，有利于病变的定位、定性诊断。

不足

1. CT 影像空间分辨力较低，不如普通 X 射线影像。
2. 难以发现密度变化小或无的细小病变，平扫易漏诊，须增强扫描。
3. 运动及金属易产生伪影，影响诊断。
4. CT 检查有一定辐射，孕妇、婴幼儿应慎做。

（李雪 刘衡）

18

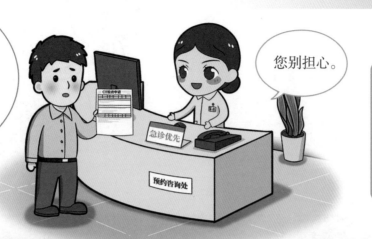

护士，我 1 个月前做过一次 CT 检查，现在因为复查需要再做 CT 检查，对身体的影响大吗？

您别担心。

应按医嘱，在病情需要的情况下做 CT 检查。一次 CT 检查的照射剂量是有限的，且照射的间隔时间越长，损伤效应就会越小。

《职业性外照射急性放射病诊断》（GBZ 104—2017）中人体受不同辐射剂量后损伤效应的估计情况如下：

照射剂量（mSv）	损伤程度	照射剂量（mSv）	损伤程度
<250	不明显或不易察觉的病变	4 000~6 000	重度型骨髓放射病
250~500	可恢复的功能变化，可能有血液变化	6 000~10 000	极重度型骨髓放射病
500~1 000	功能及血液变化，不伴有临床症状	10 000~50 000	胃肠型急性放射病
1 000~2 000	轻度型骨髓放射病	>50 000	脑型急性放射病
2 000~4 000	中度型骨髓放射病		

（赵 丽 王亚玲）

CT 检查为什么要去除金属物品？

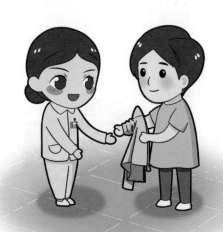

请您取下检查部位的金属物品，如发卡、耳环、义齿、项链、文胸、皮带、钥匙、带金属纽扣或拉链的衣物等。

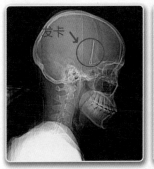 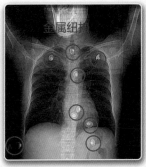 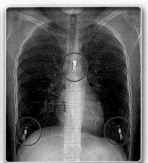 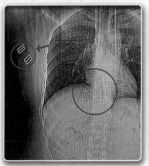 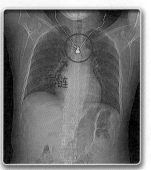

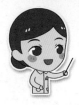
金属的物质原子序数高、密度大，CT 检查时会产生金属伪影，从而影响影像质量，甚至可能掩盖病变部位，给影像诊断带来困难。

（李 雪 刘 衡）

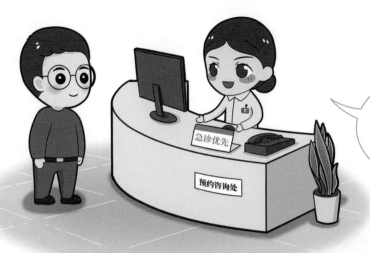

CT 检查前可以进食、饮水吗？

您预约的是腹部 CT 检查，请在检查前饮水 500~800ml。

我的检查还有饮食要求吗？

上腹部、肾上腺、全腹部检查的患者至少禁普通饮食 4 小时；但是可以饮水，进食无渣的流食类食物，避免因为空腹时间过久而引起口渴、饥饿、低血糖等不舒适反应，特殊肠道检查除外。其他部位的 CT 检查，除了临床治疗要求必须禁食禁水的患者外，所有做 CT 检查的患者均可以进食、饮水。

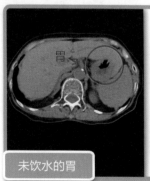

未饮水的胃

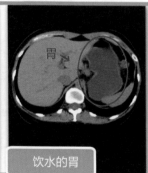

饮水的胃

检查前饮水可以使胃肠道及膀胱充盈，与邻近组织形成对比度，便于观察壁、黏膜及腔内情况，有助于胃肠道病变的早期发现和定位。

（李雪刘衡）

21

备孕期的男女双方可以做 CT 检查吗？

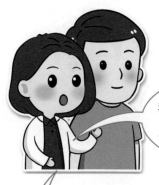

我准备要孩子，可以做 CT 检查吗？

那做了 CT 检查后可以马上准备要孩子吗？

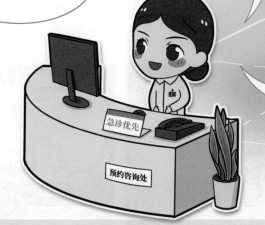

对于备孕期的妇女，在做 CT 检查前应先确认是否怀孕。

如果已经怀孕，应避免 CT 检查。

未怀孕者在做检查时尽量对腹部做好相应的防护措施，从而使风险降到最低。

急诊优先

预约咨询处

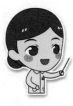

男性的精子从产生到发育成熟需要 90 日左右，女性的卵子从窦前卵泡发育到成熟卵泡，直到排卵，大约需要跨越 3 个月经周期，也就是 3 个月。所以男女双方可以在 CT 检查后 3 个月备孕。

（赵 丽 杨 晶）

22

孕妇必须做 CT 检查时，需要注意什么？

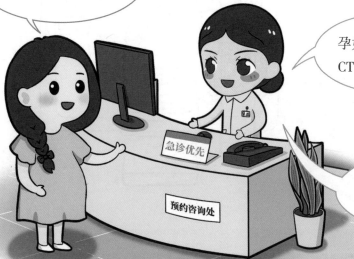

我需要做 CT 检查，可是怀孕了，怎么办呢？

孕妇应尽量避免 CT 检查。

如果因疾病诊断必须做 CT 检查，应由临床医生综合评估后慎重选择。

急诊优先

预约咨询处

孕早期

孕 3 个月内，是胎儿器官分化发育的关键时期，对外部因素有较高的敏感性，应避免做 CT 检查。

孕中晚期

孕 28 周后，如果因病情危及孕妇或胎儿生命，必须做 CT 检查时，必须提供严格的防护措施，在腹部周围覆盖铅皮，并尽可能地缩短检查时间。

（赵 丽 杨 晶）

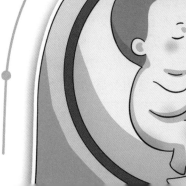

什么是 CT 增强检查？

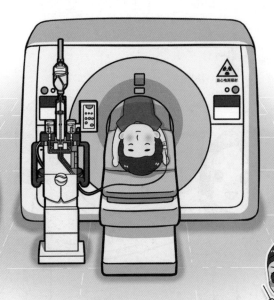

★ CT 增强检查是将碘对比剂经静脉快速注入体内后进行 CT 扫描的检查。

留置针

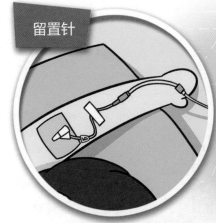

意义

1. 提高病变检出率，有助于发现平扫未显示或显示不清楚的病变。
2. 对于平扫发现的可疑病变，增强扫描可以提高该病变的确诊率。
3. 更清楚地显示病变的大小、形态、范围，以及病变与其他部位的关系，有助于手术或其他治疗方案的选择。
4. 能观察血管结构及显示血管性病变。

平扫	增强	头颈部 CTA	主动脉

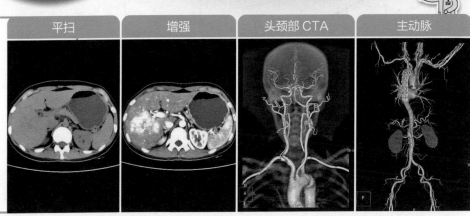

（李 雪 蔡 莉）

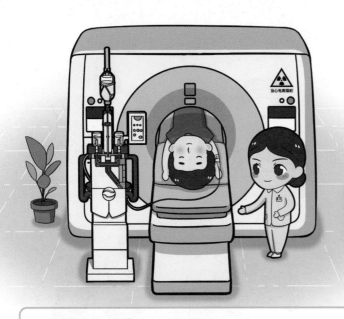

CT 增强检查的风险大吗？

正常生理现象

全身一过性发热、口腔金属异物感、咽喉干涩、流尿感等。

药物不良反应

总发生率一般为 0.2%~0.6%，严重反应为 0.01%~0.04%，绝大部分为轻度不良反应。

1. **按照不良反应发生的时间分类**

   急性不良反应：在对比剂注射后 1 小时内发生的不良反应。

   迟发性不良反应：在对比剂注射后 1 小时至 1 周期间发生的反应。

   极迟发性不良反应：通常在对比剂注射后 1 周以上发生的不良反应。

2. **按照不良反应发生的程度分类**

   （1）**轻度不良反应**：体征和症状是自限性的，没有进展的证据。如有限的荨麻疹或瘙痒、有限的恶心或呕吐、打喷嚏、结膜炎、短暂的潮红、血管迷走神经反应自行消退等。

   （2）**中度不良反应**：体征和症状更为明显，通常需要医疗管理。如果不治疗，其中一些反应可能会变得严重，如瘙痒、无呼吸困难喉紧或声音嘶哑、持久性恶心或呕吐等。

   （3）**重度不良反应**：体征和症状往往危及生命，如果处理不当，可能导致永久性发病或死亡。如惊厥、癫痫、喉部水肿伴喘鸣、伴有呼吸困难的面部水肿、过敏性休克、心搏骤停等。

对比剂渗漏

CT 增强检查注射对比剂时，因注射压力高、瞬时流速快、一次性注射剂量大，故而存在对比剂渗漏的风险。

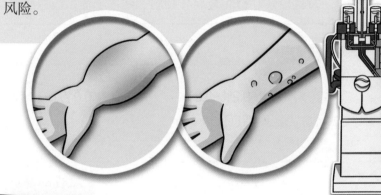

高风险人群

碘对比剂过敏史患者、急性甲状腺毒症患者、不稳定型哮喘患者、严重心脏疾病患者、肾功能不全患者［eGFR<30ml/（min·1.73m²）］、需要治疗的有其他药物不良反应史患者等。

注：eGFR 为估算的肾小球滤过率。

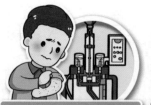

碘对比剂过敏史患者

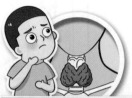

急性甲状腺毒症患者

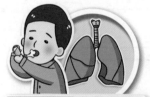

不稳定型哮喘患者

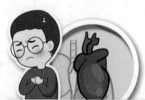

严重心脏疾病患者

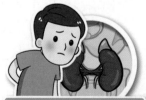

肾功能不全患者

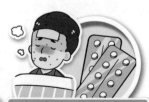

其他药物不良反应史患者

（李雪蔡莉）

CT 增强检查前需要做过敏实验吗？

静脉推注的是生理盐水，主要是评估您的静脉通道是否通畅。

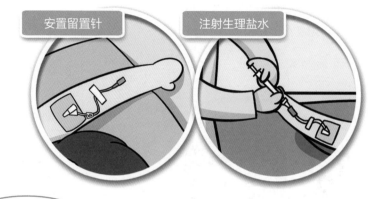

安置留置针

注射生理盐水

准备室

这是在注射对比剂吗？

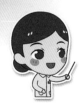

怎么不做过敏试验呢？

中国药典、碘对比剂使用指南提出，CT 增强检查前无须行碘过敏试验；并有研究提示：小剂量过敏试验不能预测碘对比剂是否会发生不良反应。

27

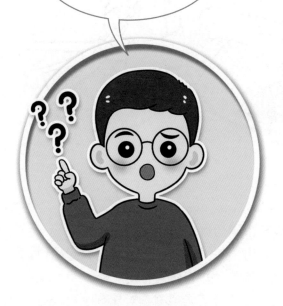

有药物过敏史的人还可以做 CT 增强检查吗?

碘对比剂过敏史的患者

1. 再次使用相同的碘对比剂,诱发过敏样反应的风险可能比普通患者约高 5 倍。
2. 过敏患者主要以轻度反应为主,重度反应罕见。
3. 对于轻度药物不良反应临床较少预防用药;中、重度药物不良反应患者在检查前可以预防性使用抗过敏药,同时更换另一种碘对比剂,这可以有效预防和控制药物不良反应的发生。

其他过敏史的患者

1. 发生碘对比剂过敏的风险比普通患者会增加 2~3 倍,绝大部分以轻度不良反应为主。
2. 一般不推荐预防用药,因为预防用药是否有效,目前临床证据尚不充分。

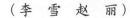

(李 雪 赵 丽)

28

自带留置针可以直接用于 CT 增强检查吗？

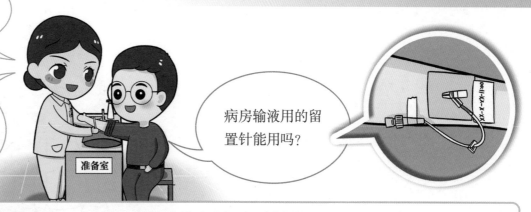

做 CT 增强检查前需要为您安置留置针。

病房输液用的留置针型号太小，不符合检查要求；且自带留置针留置时间超过 24 小时，渗漏风险会增加。

病房输液用的留置针能用吗？

准备室

1. CT 增强检查用的是高压输注，为了保证影像质量及避免对比剂渗漏，会选择粗、直、弹性好的血管注射，并避开关节和静脉瓣。
2. 一般成人选择 18G（1.3×45mm）~20G（1.1×32mm）留置针，幼儿选择 22G（0.9×25mm）留置针，婴儿选择 24G（0.7×19mm）留置针。
3. 对临床安置的留置针，选择的血管、针型和留置时间应符合检查要求，检查前应充分评估后再使用。

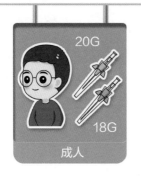

20G

18G

成人

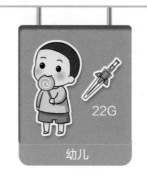

22G

幼儿

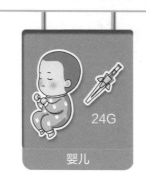

24G

婴儿

（李 雪 李玉梅）

29

CT 增强检查后，为什么需要观察 30 分钟？

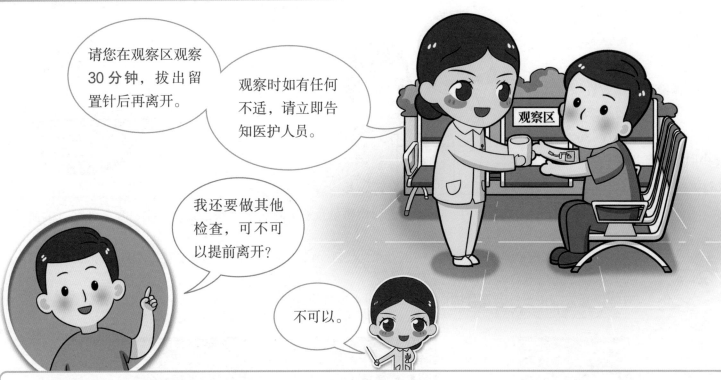

请您在观察区观察 30 分钟，拔出留置针后再离开。

观察时如有任何不适，请立即告知医护人员。

我还要做其他检查，可不可以提前离开？

不可以。

1. 绝大多数的不良反应都发生在注射后 20 分钟内，且轻微的反应如果处理不及时也可演变为中度或重度不良反应。
2. 若观察期间发生了严重的不良反应，在观察区观察即可得到及时有效的处理，提高抢救的成功率。
3. 如果在离开医院后发生了不良反应，应尽快在就近医院诊治。

（刘俊伶 兰 芳）

CT 增强检查后，为什么需要多饮水？

多饮水的目的是什么？

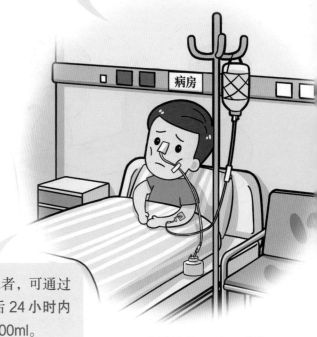

在使用碘对比剂前 4~6 小时至使用后 24 小时内饮水量需不少于每小时 100ml。

检查结束后应多饮水。

注入体内的碘对比剂主要经肾小球滤过以原形随尿液排出。一方面可加快肾小管分泌，使对比剂快速随尿液排出体外；另一方面在排泄时，降低了药物浓度，可减少对肾代谢功能的负担。

那需要饮多少水呢？

如果有临床治疗原因不能饮水者，可通过静脉水化，注意注射对比剂后 24 小时内静脉连续补液不少于每小时 100ml。

（刘俊伶 兰 芳）

两次 CT 增强检查需要间隔多长时间？

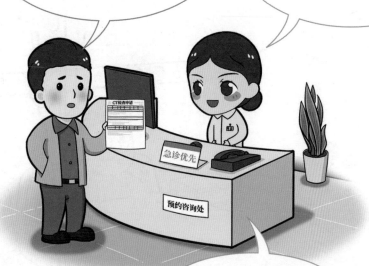

我上午做了一项 CT 增强检查，医生下午又开了另一项 CT 增强检查，我今天还能做吗？

两次 CT 增强检查需要有间隔时间，具体间隔多久是根据肾功能确定的。

请看您肾功能检查单上估算的肾小球滤过率（eGFR）。

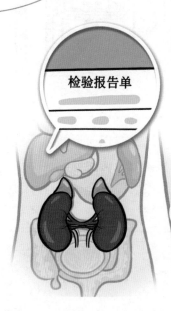

检验报告单

1 肾功能正常或中度降低，即 eGFR≥30ml/（min·1.73m^2），两次碘对比剂注射时间应间隔 4 小时以上。

2 肾功能严重降低，即 eGFR<30ml/（min·1.73m^2），两次碘对比剂注射时间应间隔 48 小时以上。

3 透析患者，且尚有部分肾功能，两次对比剂注射时间应间隔 48 小时以上。

（李 雪 李 媛）

32

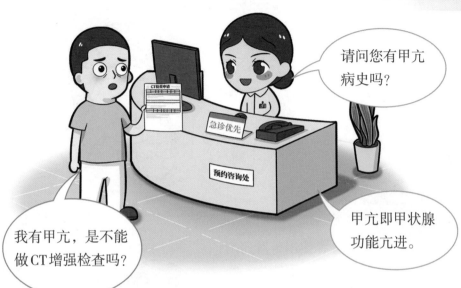

请问您有甲亢病史吗？

我有甲亢，是不能做 CT 增强检查吗？

甲亢即甲状腺功能亢进。

国内目前为止，对比剂临床应用风险管理参考了美国放射学会（ACR）和欧洲泌尿生殖放射学会（ESUR）制定的对比剂使用指南内容，严重甲亢的患者使用碘对比剂可能存在症状加重的风险，应避免使用。

如果甲亢好了，能做 CT 增强检查吗？

甲亢患者会分泌过多的甲状腺激素；当甲亢活动期的患者注入高浓度的碘对比剂后，会使甲状腺更加活跃，分泌更多的甲状腺激素，从而加重甲亢症状。但甲亢患者注射碘对比剂后发生甲状腺毒症概率低，临床应充分评估患者病情后选择使用。

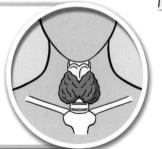

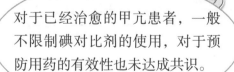

对于已经治愈的甲亢患者，一般不限制碘对比剂的使用，对于预防用药的有效性也未达成共识。

（赵　丽　王辰映）

哮喘患者做 CT 增强检查的风险有多大？

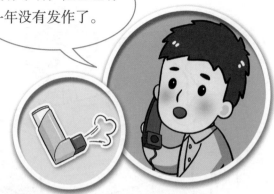

我有哮喘，但已经有一年没有发作了。

您好，请问您有哮喘病史吗？

CT检查申请

CT增强检查 哮喘

提前预警评估

1. 有不稳定型哮喘的患者使用碘对比剂后有发生类似过敏反应的可能性，哮喘患者发生中度和重度药物不良反应的风险可能增加（比普通患者更容易发生支气管痉挛）。
2. 美国放射学会（ACR）制定的对比剂使用指南提出，并不因为有哮喘病史而限制碘对比剂的使用，目前预防用药的有效性未达成共识。

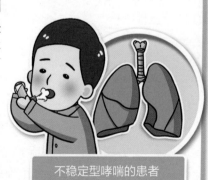

不稳定型哮喘的患者

（李 雪 蔡 莉）

34

美国放射学会（ACR）制定的对比剂使用指南提出，对于严重心脏病患者，做 CT 增强检查时发生非过敏性心脏事件的风险可能增加。但是风险只是略有增加，因此并不建议仅根据患者心脏状况限制对比剂的使用或者预先用药。应根据临床需求选择是否检查。

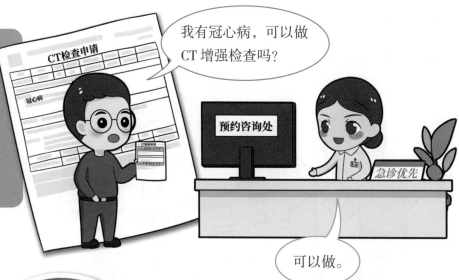

我有冠心病，可以做 CT 增强检查吗？

可以做。

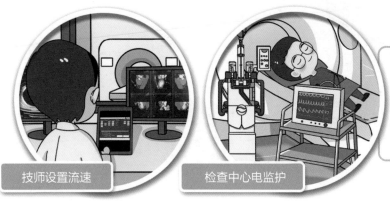

技师设置流速

检查中心电监护

如果因疾病诊断需要检查者，检查中技师会根据心脏功能严格控制注射剂量和速率，同时实施心电监护，严密动态观察患者生命体征的变化。

（李雪赵丽）

肾功能不全患者做 CT 增强检查的风险有多大？

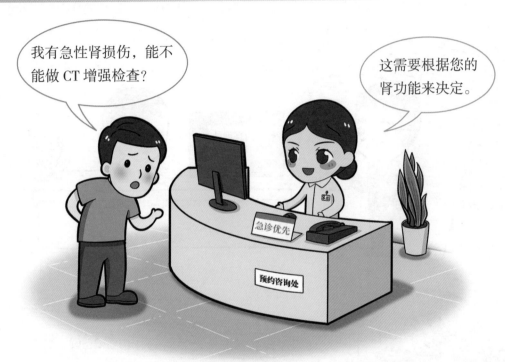

我有急性肾损伤，能不能做 CT 增强检查？

这需要根据您的肾功能来决定。

1 当 eGFR≥30ml/（min·1.73m^2）时，发生肾毒性事件的概率小。

2 当 eGFR<30ml/（min·1.73m^2）时，临床应评估病情慎重选择使用。

3 无尿的终末期慢性肾病患者如果没有进行肾移植，因为肾已经无功能，故可以接受血管内碘对比剂，无进一步损害肾的风险。

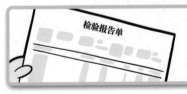

碘对比剂诱发的肾毒性事件主要是对比剂后急性肾损伤（PC-AKI）。

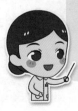

（李 雪 赵 丽）

36

听说 CT 增强检查不能吃二甲双胍，我想问下需要停药多长时间？

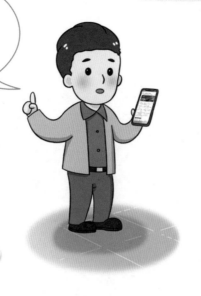

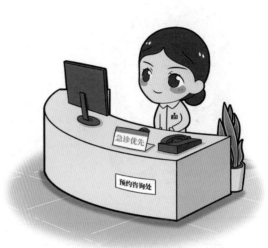

二甲双胍主要以原形由肾排泄，当肾功能减退的患者注射碘对比剂后（碘对比剂主要从肾排泄）会使其在体内堆积，可能会引起乳酸性酸中毒。

因此，CT 增强检查是否需要停止使用二甲双胍，需根据肾功能来决定。

如果患者有急性肾损伤或严重慢性肾病，即 eGFR<30ml/（min·1.73m^2），从对比剂给药开始后停止服用二甲双胍，并在 48 小时内测定 eGFR，如肾功能无显著变化，可重新开始服用二甲双胍。

（李 雪 赵 丽）

哺乳期做了 CT 增强检查后多久能哺乳？

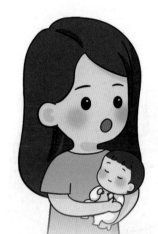

做了 CT 增强检查后可以哺乳吗？

CT 增强检查后，碘对比剂在母乳中排泄（24 小时内≤1%）并被婴儿的肠道吸收的比例非常小（<0.01%），少于婴儿推荐剂量的 1%。因此，婴儿摄入碘对比剂导致直接中毒或过敏样表现的可能性极低。

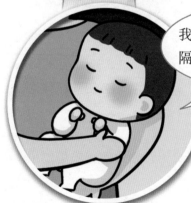

我还是有点担心，间隔多久哺乳最好？

如果您特别担心，可以在 24 小时内放弃哺乳。因为肾功能正常的患者，24 小时内几乎 100% 的对比剂从血液中清除。

预约咨询处

（赵丽 王辰昳）

38

婴幼儿可以做 CT 增强检查吗？

孩子这么小，能做 CT 增强检查吗？

婴幼儿可以做CT增强检查。注射对比剂时，医生会根据孩子的体重严格控制注射的流速和剂量。

那用的药对孩子会有影响吗？

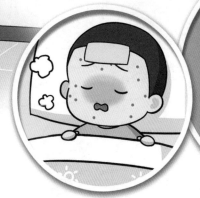

★婴幼儿与成人一样可能会发生药物不良反应，但是美国放射学会（ACR）制定的对比剂使用指南指出，婴幼儿碘对比剂的过敏样反应比成人低。

值得注意的是碘对比剂的高渗透性特征，会导致液体从血管外软组织进入血管，从而扩大血容量加重心脏负担，而新生儿和幼儿比成人更明显。因此，对于有明显的心脏功能障碍的婴幼儿，检查时需要严密监测。

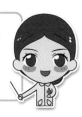

（王亚玲　王雪琴）

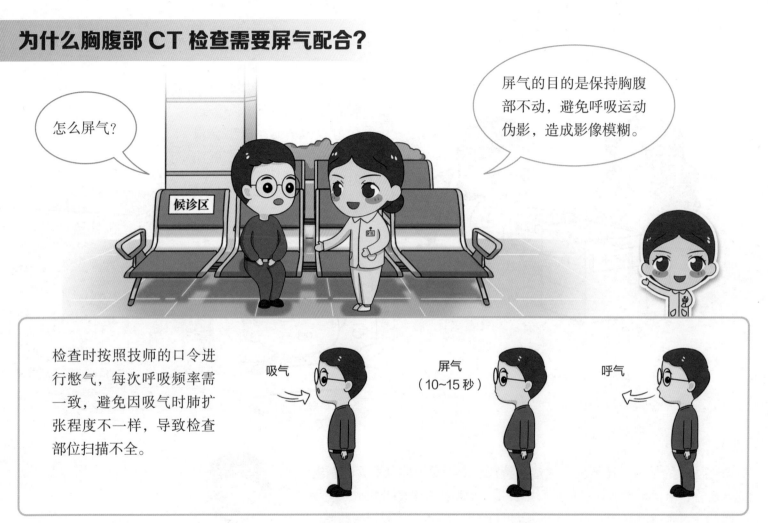

怎么屏气？

屏气的目的是保持胸腹部不动，避免呼吸运动伪影，造成影像模糊。

候诊区

检查时按照技师的口令进行憋气，每次呼吸频率需一致，避免因吸气时肺扩张程度不一样，导致检查部位扫描不全。

吸气

屏气（10~15秒）

呼气

（李 雪 邓 洋）

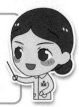

冠状动脉 CTA 检查，即冠状动脉计算机体层血管成像，是指通过外周静脉注射对比剂后，借助心电门控装置短时间内对整个心脏进行扫描采集，然后应用图像后处理软件做二维和三维的图像重组，可以清楚显示冠状动脉的一种检查。

适应证

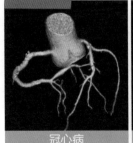
冠心病

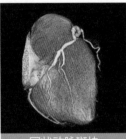
冠状动脉斑块

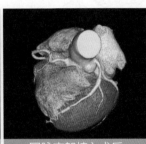
冠脉支架植入术后

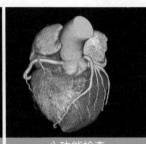
心功能检查

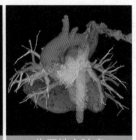
先天性心脏病

合理休息　清淡饮食

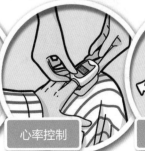
心率控制

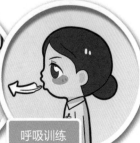
呼吸训练

适应证有哪些？

检查有什么要求吗？

（李 雪 邓 洋）

冠状动脉 CTA 检查前，控制心率的方法有哪些？

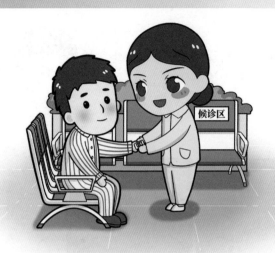

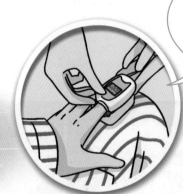

研究显示心率的快慢仍是影响影像质量、检查速度、检查成功不可忽略的因素。

患者吸氧

★提高血氧饱和度而降低心率。

心理护理

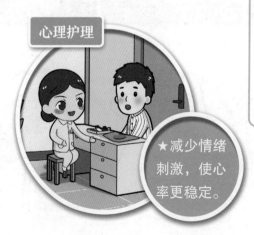

★减少情绪刺激，使心率更稳定。

药物控制

β₁受体拮抗药：能使心肌收缩力减弱、心排血量减少，还能减缓心房和窦房结传导，从而减慢心率。

α₂受体激动药：可抑制交感神经，降低血压和心率。

窦房结阻滞药：快速、安全、持续的心率降低。

（李 雪 段 雨）

冠状动脉 CTA 检查时，怎样屏气配合？

检查中患者的呼吸配合是保证冠状动脉 CTA 检查质量不可忽视的重要因素，检查时需要患者屏气和呼吸深浅一致。呼吸产生的运动伪影会影响影像质量，呼吸深浅不一致则会导致检查部位扫描不全。

自己屏气

配合能力强的患者

 吸气
屏气
（15~20 秒）

呼气

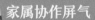
自己捏鼻子屏气

配合能力强的患者

 吸气
自己捏鼻子屏气
（15~20 秒）

呼气

家属协作屏气

老年人、听力不佳的患者

家属捏鼻子捂嘴屏气
（15~20 秒）
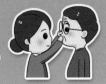
呼气

（李 雪 段 雨）

什么是小肠 CT 造影?

小肠 CT 造影指采用口服法或插管法将对比剂注入小肠的计算机体层成像检查技术；常用于观察小肠炎性病变、肿瘤性病变、出血或缺血疾病及小肠梗阻，同时可以观察肠壁外的病变情况，包括肠外浸润、系膜及淋巴结转移情况。

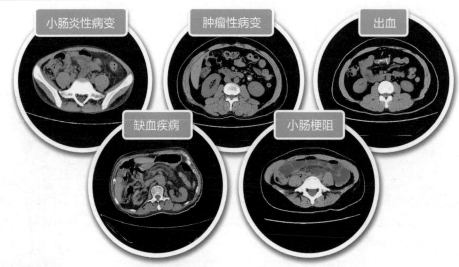

小肠炎性病变　肿瘤性病变　出血

缺血疾病　小肠梗阻

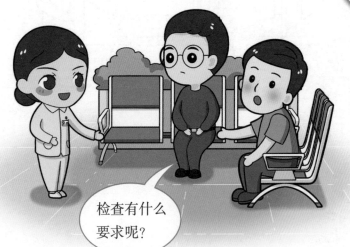

检查有什么要求呢?

检查要求

1. 检查前需禁食和清洁肠道。
2. 检查前用对比剂充盈肠道。
3. 检查前肌内注射盐酸消旋山莨菪碱注射液以抑制肠道蠕动。
4. 检查中根据技师口令行屏气配合。

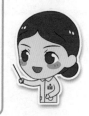

（李 雪 赵 丽）

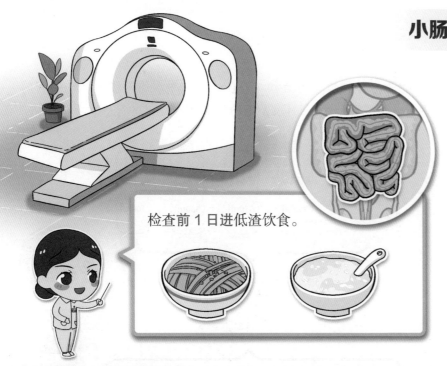

检查前 1 日进低渣饮食。

检查前 1 日 20：00 遵医嘱开始口服泻药，至腹泻液为清亮无色无渣样便为宜。

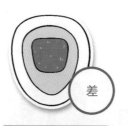 差

肠道准备差

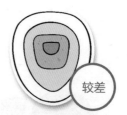 较差

肠道准备较差

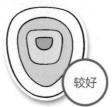 较好

肠道准备较好

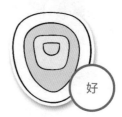 好

肠道准备好

（李雪 刘衡）

45

小肠 CT 造影前，应怎样饮用对比剂？

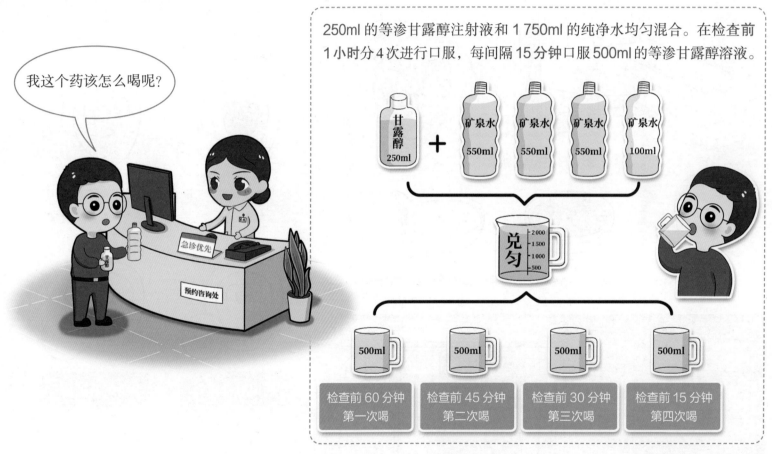

我这个药该怎么喝呢？

250ml 的等渗甘露醇注射液和 1 750ml 的纯净水均匀混合。在检查前 1 小时分 4 次进行口服，每间隔 15 分钟口服 500ml 的等渗甘露醇溶液。

甘露醇 250ml + 矿泉水 550ml 矿泉水 550ml 矿泉水 550ml 矿泉水 100ml

兑匀

500ml 500ml 500ml 500ml

检查前 60 分钟 第一次喝

检查前 45 分钟 第二次喝

检查前 30 分钟 第三次喝

检查前 15 分钟 第四次喝

（李雪 刘衡）

46

为什么小肠 CT 造影前需要注射盐酸消旋山莨菪碱注射液?

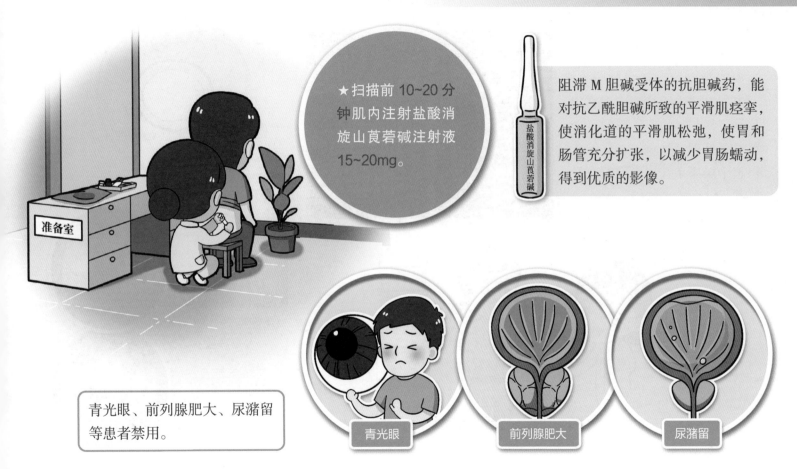

★扫描前 10~20 分钟肌内注射盐酸消旋山莨菪碱注射液 15~20mg。

盐酸消旋山莨菪碱

阻滞 M 胆碱受体的抗胆碱药，能对抗乙酰胆碱所致的平滑肌痉挛，使消化道的平滑肌松弛，使胃和肠管充分扩张，以减少胃肠蠕动，得到优质的影像。

准备室

青光眼、前列腺肥大、尿潴留等患者禁用。

青光眼

前列腺肥大

尿潴留

（赵　丽　刘俊伶）

做 CT 尿路成像时，憋尿有什么要求？

CT 尿路成像（CTU）指经静脉注射对比剂后，通过螺旋 CT 对泌尿系统进行快速连续容积扫描，将获得的原始影像经计算机后处理三维重组，从而获得整个泌尿系立体影像的成像技术。

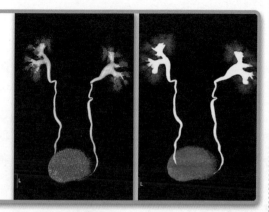

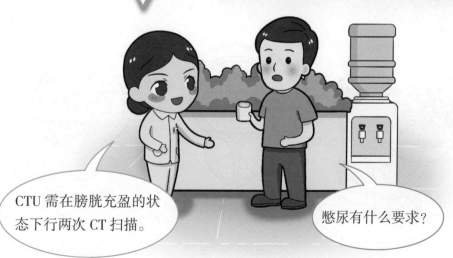

CTU 需在膀胱充盈的状态下行两次 CT 扫描。

憋尿有什么要求？

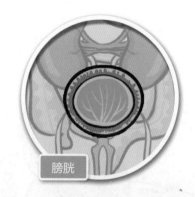

膀胱

第一次扫描

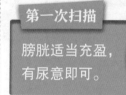

膀胱适当充盈，有尿意即可。

第二次扫描

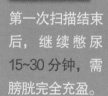
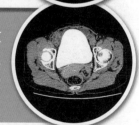

第一次扫描结束后，继续憋尿 15~30 分钟，需膀胱完全充盈。

（李雪 邓洋）

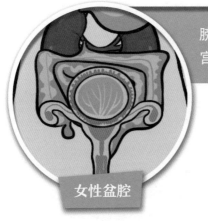

膀胱、卵巢、宫颈和子宫、附件、直肠等。

女性盆腔

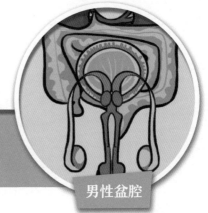

膀胱、前列腺、精囊、直肠等。

男性盆腔

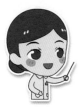

适当充盈膀胱，与邻近组织形成对比度，使肠道上移充分暴露盆腔，利于疾病诊断、临床分期和放射治疗设计。

若为膀胱内病变，膀胱充盈需将膀胱壁完全撑起来，便于观察膀胱壁、黏膜及腔内情况。

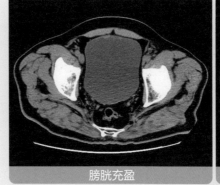

膀胱充盈

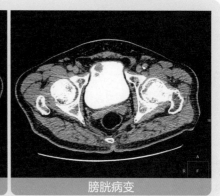

膀胱病变

（李 雪 刘 衡）

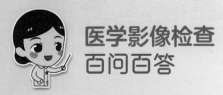

医学影像检查
百问百答

MRI 检查

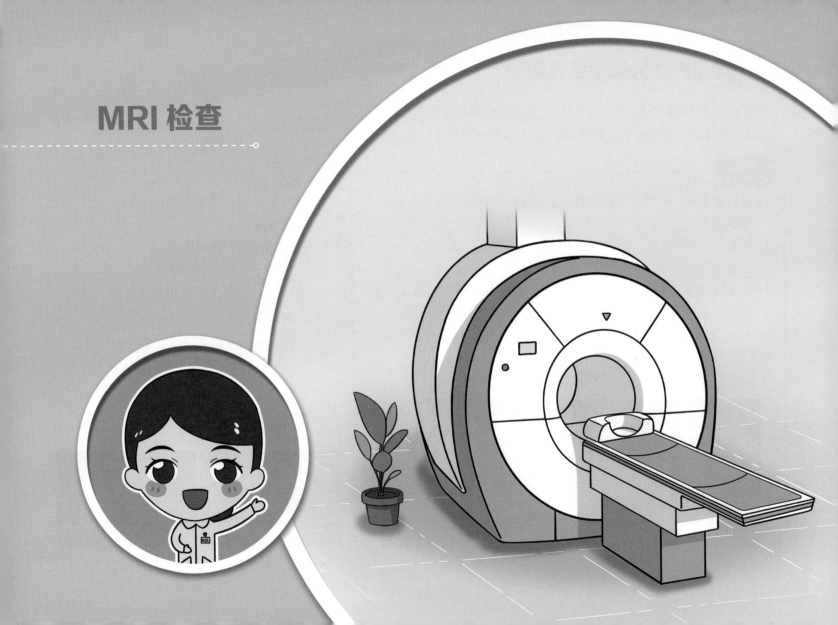

MRI 检查的优势和不足有哪些？

磁共振成像（MRI）是利用生物体内特定原子核在磁场中所表现的磁共振现象而产生信号，经空间编码、重建而获得影像的一种成像技术。

优势

1. 具有良好的分辨力，对低对比度组织（如脑灰白质）有很好的显示能力。
2. 任意方位直接成像，方便进行解剖结构或病变的三维定位。
3. 无电离辐射，对人体相对安全、无创。
4. 多参数成像，提供丰富的诊断信息，可用于人体各系统的检查。
5. 无骨性伪影干扰。
6. 无需对比剂即可进行心脏和大血管成像，可确定血流方向和流速。
7. 可同时进行形态和功能检查。
8. 能在分子生物学水平上提供影像依据。

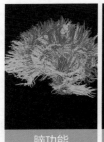 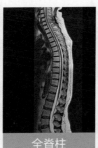 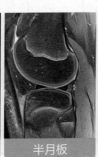 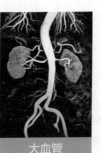

| 脑功能 | 全脊柱 | 半月板 | 大血管 |

不足

1. 成像速度慢，检查时间相对较长。
2. 钙化显示不佳。
3. 骨性结构显示相对较差。
4. 影像易受多种伪影影响。
5. 禁忌证相对较多，使用范围受限，检查前需详细评估。
6. 射频脉冲的生物效应（热效应）明显。

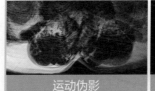 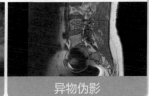

| 运动伪影 | 异物伪影 |

（李 雪 郭广阔）

52

MRI 检查对身体的影响大吗？

我最近正在做治疗，身体状态比较差，做 MRI 检查有影响吗？

MRI 检查无电离辐射。

但是 MRI 检查仍然存在一些安全隐患，如果前期准备不充分，会有危害。

急诊优先

预约咨询处

1

MRI 检查时间相对较长，对于病情不稳定的患者应慎做检查。

2

MRI 检查时噪声大，可能会引起双耳不适或短暂性的听力下降。

3

MRI 检查的强磁场环境，对携带的体内外铁磁性物品（如铁、镍、钴等制品）有较强的吸引作用，可能会导致意外伤害。

4

MRI 检查的射频脉冲，可能会导致人体组织温度升高等。体温 ≥ 38.5℃的高热患者应慎做检查。

（李雪 舟启胜）

MRI 检查为什么比 CT 检查时间长？

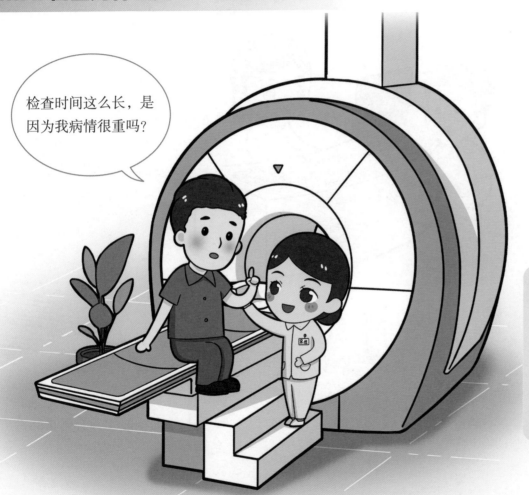

检查时间这么长，是因为我病情很重吗？

请您放心，您检查的时间是正常的。

因为一个检查部位需要几个序列进行扫描，而一个扫描序列的时间在 10 秒~10 分钟，所以一个部位 MRI 检查时间在 5~30 分钟或更长。

（冉启胜　程　琳）

MRI 检查时为什么声音较大？

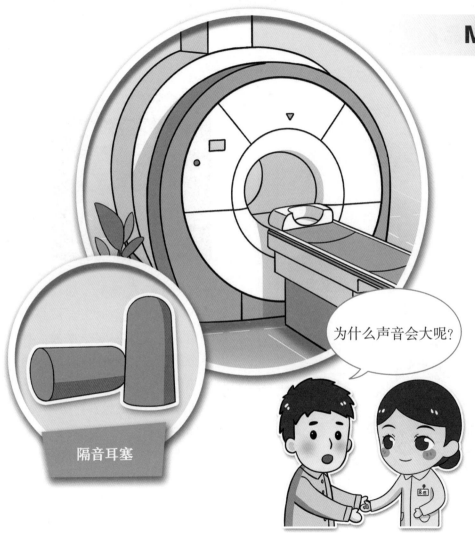

隔音耳塞

为什么声音会大呢？

检查时设备会产生噪声，最高可达 110dB 以上，《磁共振成像安全管理中国专家共识》指出，声压平均值超过 99dB 或峰值超过 140dB 时，须戴上耳塞，保护听力。

磁共振的噪声主要与梯度场的切换有关。梯度场由梯度线圈产生，线圈中通有电流，当需要梯度切换时，改变梯度线圈中的电流即可，而电流的急剧变化，使线圈中的金属丝产生剧烈震动，就会产生噪声。静磁场场强越高，梯度场切换越快，噪声越大。此外，噪声还与扫描参数有关。

（冉启胜　郭广阔）

MRI 检查为什么要去除金属物品？

为什么要去除金属呢？

请将身上所携带的金属物品全部去除。

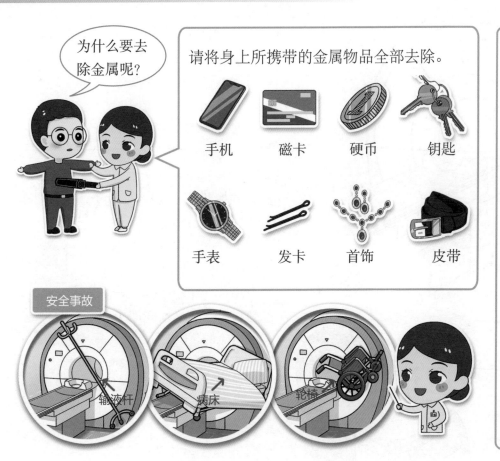

手机　　　磁卡　　　硬币　　　钥匙

手表　　　发卡　　　首饰　　　皮带

安全事故

输液杆　　　病床　　　轮椅

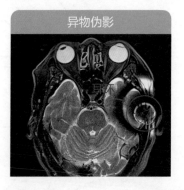

异物伪影

1. 体外携带的金属物品（如铁磁性物质）带进检查室时，会被高磁场吸引，可能引发安全事故；且由于金属物品在 MRI 检查过程中的产热效应，因此金属物品若贴近皮肤可能会造成患者灼伤。
2. 金属物品会产生异物伪影，影响影像质量，甚至掩盖病变部位，给影像诊断带来困难。

（王亚玲　郭广阔）

56

MRI 检查前可以进食、饮水吗？

我的检查有饮食要求吗？

您做的颅脑 MRI 检查是可以进食、饮水的。

预约咨询处

急诊优先

除了腹部 MRI 检查（盆腔除外）需要禁食、禁饮 6~8 小时，以及临床治疗要求必须禁食水的患者外，所有做 MRI 检查的患者均可以进食、饮水。

临床常见的腹部 MRI 检查项目：磁共振胰胆管成像（MRCP）、上腹部 MRI 检查、磁共振尿路成像（MRU）、盆腔 MRI 检查、全腹部 MRI 检查。

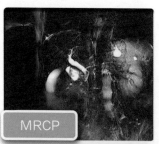

MRCP

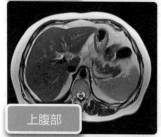

上腹部

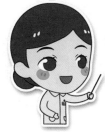

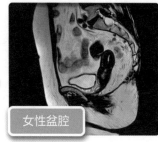

女性盆腔

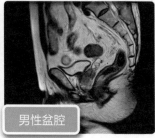

男性盆腔

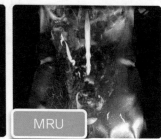

MRU

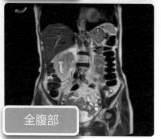

全腹部

（李　雪　刘　平）

备孕期的男女双方可以做 MRI 检查吗?

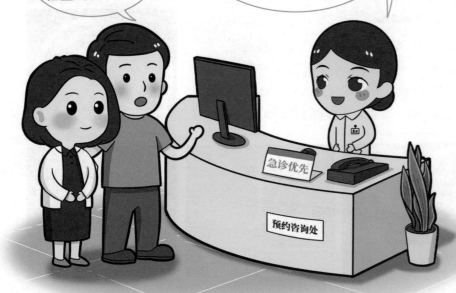

我们准备要孩子，可以做 MRI 检查吗?

目前尚未发现 MRI 引起人体基因变异的证据。如果没有 MRI 检查的禁忌证，那么备孕期间是可以做 MRI 检查的。

MRI 检查有没有电离辐射呢?

MRI 检查没有电离辐射。MRI 是一种使用磁场及射频脉冲进行的检查，相对安全、准确、无创伤、对人体无辐射损伤，所以无论男士或女士备孕期间是可以做 MRI 检查的。

但检查前须做好充分准备，如不携带金属物品进入磁体间。

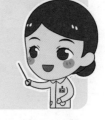

（李 雪 赵 丽）

58

孕妇必须做 MRI 检查时，需要注意什么？

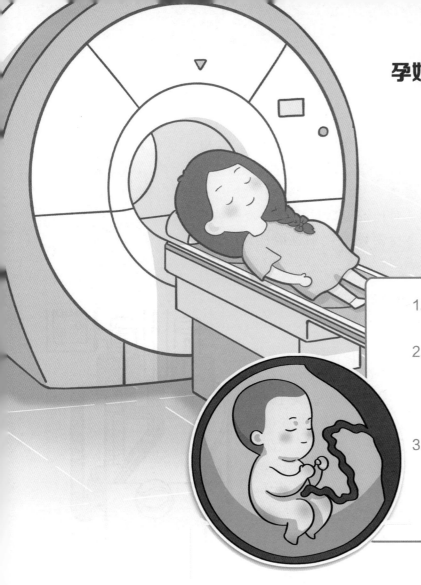

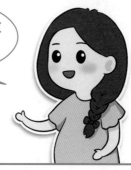

> 我怀孕了可以做 MRI 检查吗？

1. 需要根据您怀孕的时间进行综合评估后慎重选择是否做 MRI 检查。
2. 目前尚未发现 MRI 引起人体基因变异或婴儿发育障碍的证据。但为了慎重起见，在妊娠 3 个月内应避免 MRI 检查。
3. 因病情需要一定要检查的孕妇，应尽量选择 1.5T（含）以下的 MRI 设备进行检查；检查时还应尽量减少射频次数及发射时间。

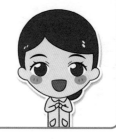

（李 雪 赵 丽）

MRI 增强检查的风险大吗？

药物不良反应

大多数反应是轻微和生理性的，包括注射部位的冷、热或疼痛、恶心、呕吐，头痛头晕、感觉异常等。

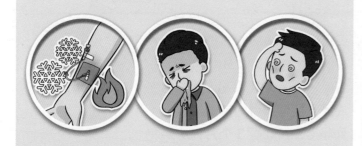

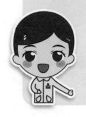

过敏样反应不常见，发生率为 0.01%~0.22%，严重的过敏反应极为罕见，发生率为 0.008%。钆对比剂过敏样反应的表现类似于对碘对比剂过敏样反应的表现。

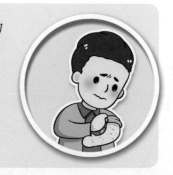

对比剂渗漏

钆对比剂渗漏罕见，发生率约为 0.05%。实验研究表明，与同等体积的碘对比剂相比，钆对比剂对皮肤和皮下组织的毒性更小，而且钆对比剂一次注射剂量小，所以钆对比剂渗漏导致严重损伤的可能性极低。

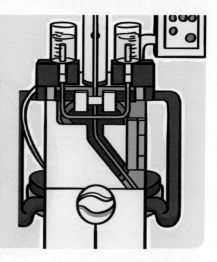

（李　雪　蔡　莉）

MRI 增强检查后，为什么需要观察 30 分钟？

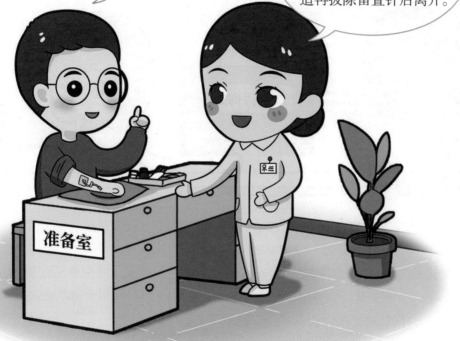

护士，我刚做完了 MRI 增强检查，可以离开吗？

MRI 增强检查结束后需要观察 30 分钟，若无不适再拔除留置针后离开。

准备室

不良反应

1. 因为绝大部分严重的不良反应发生在注射对比剂后 30 分钟内，所以一旦在观察期间出现严重不良反应，可以得到积极处理。
2. 极少数患者也会在注射对比剂后 1 小时至 1 周内出现类似药疹的皮肤不良反应，通常为轻度，多为自限性，可自行恢复，若反应较严重，应去医院对症治疗。

（李 雪 李 媛）

两次 MRI 增强检查需要间隔多长时间？

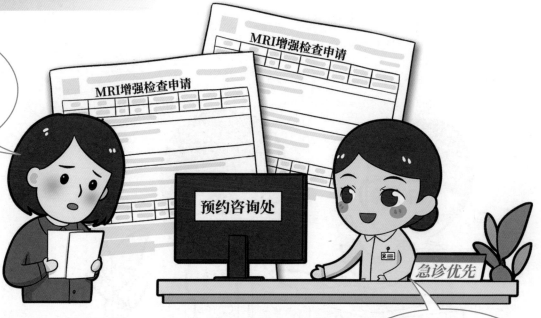

医生说我治疗前和治疗后都需要做 MRI 增强检查。两次检查需要间隔多长时间？

预约咨询处

MRI增强检查申请

急诊优先

普通钆对比剂主要经肾排泄，两次 MRI 增强检查的间隔时间是根据肾功能决定的。

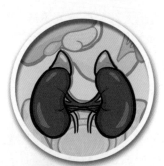

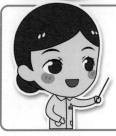

1. 肾功能正常或中度降低的患者，即 eGFR≥30ml/（min·1.73m²），两次钆对比剂注射的间隔应达到 4 小时。

2. 肾功能重度降低，即 eGFR<30ml/（min·1.73m²）或接受透析的患者，两次钆对比剂注射的间隔应达到 7 日。

（李 雪 赵 丽）

MRI 增强检查与 CT 增强检查需要间隔多长时间？

请问您之前有没有做过 MRI 增强检查？

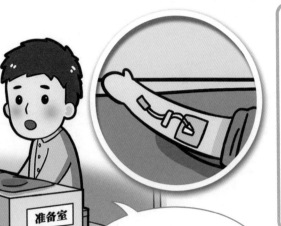

以前没做过，但刚刚做了 CT 增强检查，现在能做吗？

那 CT 检查注射的药物对 MRI 检查结果会有影响吗？

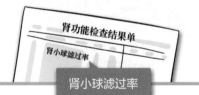

1. 肾功能正常或中度降低，eGFR≥30ml/（min·1.73m²），两种检查需间隔 4 小时。

2. 肾功能重度降低，eGFR<30ml/（min·1.73m²）或透析，两种检查间隔应达到 7 日。

肾功能检查结果单

肾小球滤过率

肾小球滤过率

★ 两种检查注射的对比剂 90% 以上是经肾小球滤过从尿中排出，为降低潜在肾毒性，需根据肾功能情况安排检查时间。

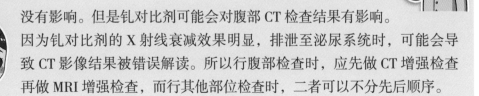

没有影响。但是钆对比剂可能会对腹部 CT 检查结果有影响。因为钆对比剂的 X 射线衰减效果明显，排泄至泌尿系统时，可能会导致 CT 影像结果被错误解读。所以行腹部检查时，应先做 CT 增强检查再做 MRI 增强检查，而行其他部位检查时，二者可以不分先后顺序。

（李 雪 赵 丽）

同一日有多项检查，怎样安排检查时间？

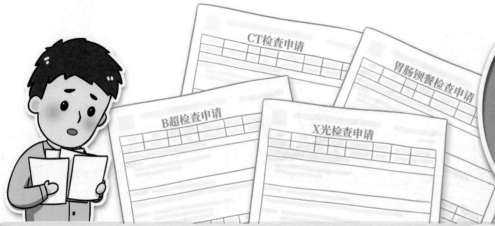

2 ★如果检查项目对饮食无要求，胃肠道钡餐检查需要在 CT 检查、X 射线检查、核医学检查之后再做。这是因为钡餐检查摄入的硫酸钡不易被 X 射线穿透，会产生伪影。其他检查则无先后顺序。

1 如果检查项目对饮食有要求，先做需禁食、禁水的检查，如腹部 B 超、胃肠镜和腹部 MRI 检查等；再做需禁食、可饮水的腹部 CT 检查、核医学检查；最后做胃肠钡餐检查。

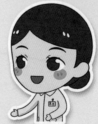

腹部 B 超 → 胃肠镜 → 腹部 MRI 检查 → 腹部 CT 检查 → 胃肠钡餐检查

（李雪赵丽）

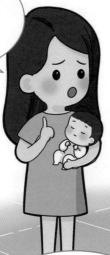

做了 MRI 增强检查后可以哺乳吗？

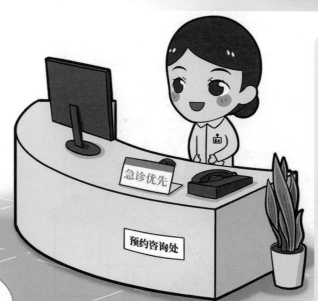

急诊优先

预约咨询处

我还是有点担心，间隔多久哺乳比较安全？

您可以在 24 小时内放弃母乳喂养。24 小时内近 100% 的对比剂已从血液中清除。

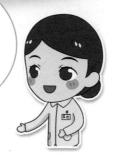

做 MRI 增强检查后，在 24 小时内，<0.04% 的钆对比剂会通过母乳排泄，被婴儿肠道吸收的比例 <0.0004%，且现有的数据表明，在接受钆对比剂后继续母乳喂养是安全的。

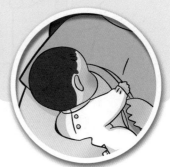

（李 雪 赵 丽）

有颅内动脉瘤夹的患者可以做 MRI 检查吗?

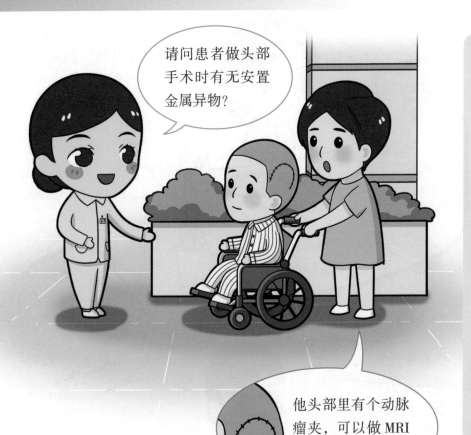

动脉瘤夹

动脉瘤夹由不同磁敏感性的多种物质构成。检查前需要通过咨询专业人员、查阅说明书等明确动脉瘤夹的材质。如果是强铁磁性材料的,禁止进行 MRI 检查;如果是非铁磁性或弱铁磁性材料的动脉瘤夹可用于 1.5T(含)以下的 MRI 检查,但是由于动脉瘤夹的金属属性,大多都会对相邻组织的 MRI 检查影像产生伪影,可能会影响影像的观察。

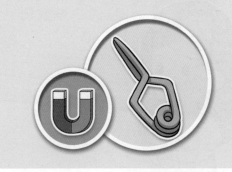

(赵丽 李媛)

1. 人工耳蜗是一种电子装置，由体外言语处理器将声音转换为一定编码的电信号，通过植入体内的电极系统直接兴奋听神经来恢复、提高及重建听力差人群的听觉功能。

2. 有人工耳蜗的患者若要进行 MRI 检查，需根据病情充分评估后慎重选择。

3. MRI 扫描可能会使人工耳蜗磁极发生翻转，需要通过有创手术进行复位。

4. 头部扫描时，磁极片翻转的概率低于胸腹部和下肢扫描，可能与胸腹部、下肢扫描时频繁移床以及 MRI 扫描孔边沿处的磁场梯度较大有关，对有人工耳蜗的患者进行 MRI 检查时应注意缓慢移床。

5. 人工耳蜗在 MRI 扫描中有产热的风险，但在 1.5T（含）以下的磁场环境中比较安全。如果要进行 3.0T MRI 检查，必须先取出人工耳蜗植入体的磁铁。

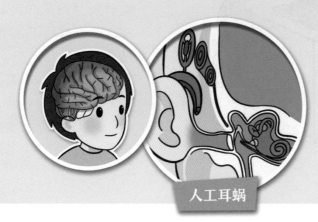

人工耳蜗

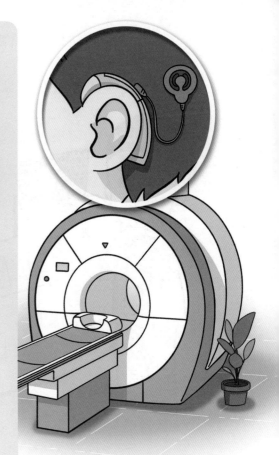

（赵 丽 李 欢）

67

有义齿的患者可以做颅脑 MRI 检查吗？

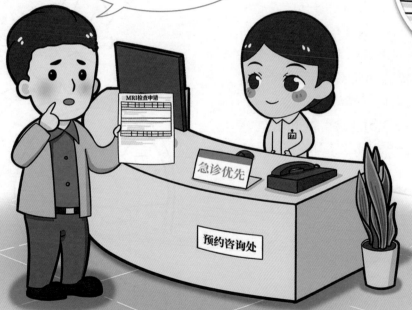

预约单上写的颅脑 MRI 检查要取掉义齿，但我是固定义齿可以做吗？

急诊优先

预约咨询处

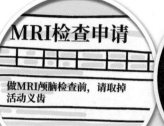

MRI检查申请

做MRI颅脑检查前，请取掉活动义齿

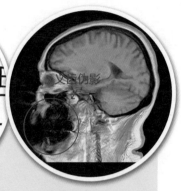

义齿伪影

义齿在 3.0T（含）以下强磁场的 MRI 设备中一般不会发生移位和变形，但会出现异物伪影。

1. 能够随时摘戴的活动义齿，在做 MRI 检查前取下，不会影响检查结果。

2. 如果固定义齿含有金属成分，如钴铬、镍铬、钛合金等，会产生异物伪影，可能会影响检查结果。

（赵 丽 李 欢）

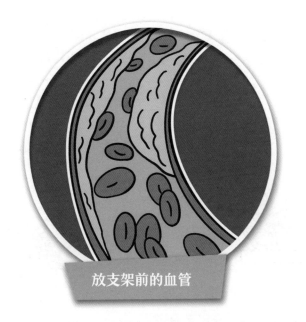

放支架前的血管

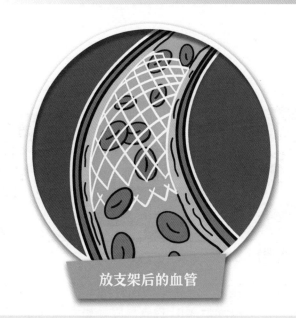

放支架后的血管

1. 通过咨询专业人员、查阅说明书或查找手术记录，要明确血管支架是否允许 MRI 检查。
2. 《磁共振成像安全管理中国专家共识》指出，几乎所有市面上的冠状动脉支架产品在 MRI 检查时是安全的，可在 3.0T（含）以下的 MR 设备上进行检查。
3. 弱磁性的外周动脉支架在手术 6 周后可以进行 MRI 检查。这时支架植入物与血管已很好地吻合，在 3.0T（含）以下的 MR 设备上进行检查是相对安全的。

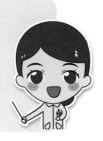

（赵　丽　王雪琴）

有心脏起搏器的患者可以做 MRI 检查吗？

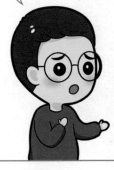

我有心脏起搏器，能做磁共振检查吗？

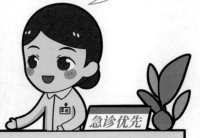

这需要通过咨询专业人员、查阅说明书等了解您心脏起搏器的类型来决定。

如果是 MRI 兼容起搏器，在 1.5T（含）以下设备上做 MRI 检查是比较安全的；而其他 MRI 不兼容起搏器，是 MRI 检查的禁忌证。

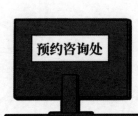

预约咨询处

急诊优先

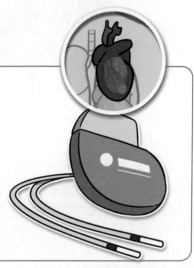

1. 现有临床研究资料显示，MRI 兼容起搏器在 MRI 检查前后的参数均无明显变化。但是为了尽量降低 MRI 检查风险，患者最好在植入 MRI 兼容起搏器 6 周后再进行检查，过早进行 MRI 检查可能造成起搏电极微脱落；在检查前须确认 MRI 兼容起搏器类型，是可以全身扫描还是部分扫描；检查前后应进行程控和参数设置。

2. 目前临床上应用的大量心脏起搏器为 MRI 不兼容起搏器，不得进入大于 0.5mT 的强磁场中。植入此类起搏器的患者进行 MRI 检查时，设备内置程序可能发生意想不到的变化：起搏器发热，灼伤心肌组织；电池过早耗尽；装置完全失灵等。

（李 雪 蔡 莉）

有人工心脏瓣膜的患者可以做 MRI 检查吗?

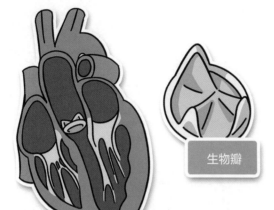

生物瓣

机械瓣

1. 人工心脏瓣膜分为机械瓣和生物瓣。机械瓣由瓣架和活动灵活的热解碳瓣片组成;生物瓣主要使用猪或牛的组织制造,如牛心包、猪主动脉瓣等。
2. 须通过咨询专业人员、查阅说明书、查找手术记录等明确是否允许 MRI 检查。
3. 《磁共振成像安全管理中国专家共识》指出,可行 MRI 检查的人工心脏瓣膜,在手术后任意时间检查均可以。

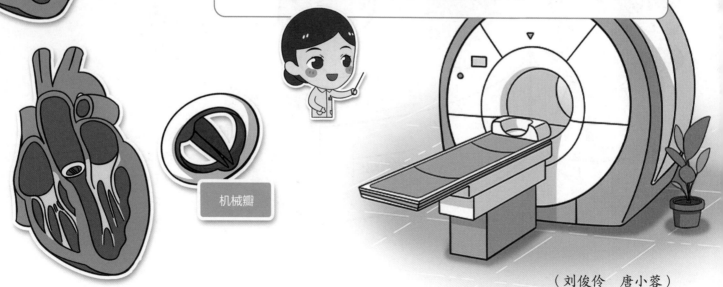

(刘俊伶 唐小蓉)

71

有宫内节育器的患者可以做 MRI 检查吗？

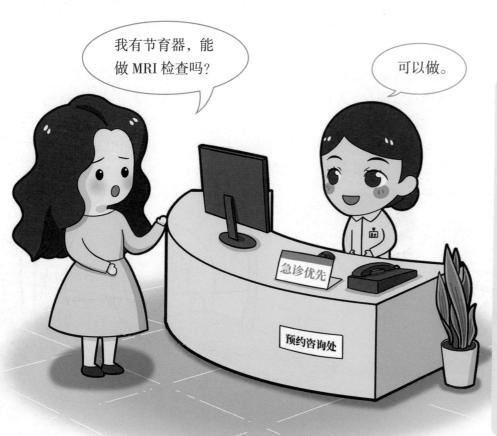

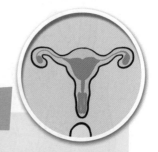

金属宫内节育器

金属宫内节育器（IUD）一般由铜制成，目前尚未发现宫内节育器在 3.0T（含）以下 MRI 检查中引起明显不良反应，但是会产生异物伪影，影响影像质量及目标组织诊断。

所以女性患者需要做盆腔、骶尾椎、骶髂关节 MRI 检查前，应该先取出金属宫内节育器。

（刘俊伶　唐小蓉）

请问您身体内有无金属异物？

刚做了骨科手术，大腿有一颗螺钉，可以做 MRI 检查吗？

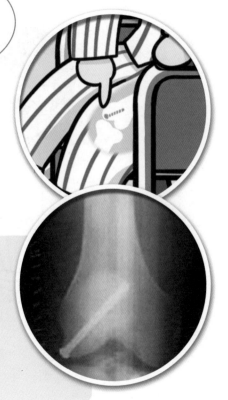

骨科植入物在植入后不久即可做 MRI 检查。因为骨科植入物，如钢板、钢针、螺钉及各种人工关节等，大多呈非铁磁性或少量弱磁性，由于在术中已被牢固地固定在骨骼、韧带或肌腱上，通常不会移动。

如果植入物在检查部位范围内，会产生异物伪影，影响周围组织的观察。

在检查的过程中，金属植入物会产热，引起周围组织温度变化，部分患者可能会有灼热感。不锈钢植入物产热效应最大，最高可达 1.5℃。

（李 雪 赵 丽）

有完全植入式静脉输液港的患者可以做 MRI 检查吗？

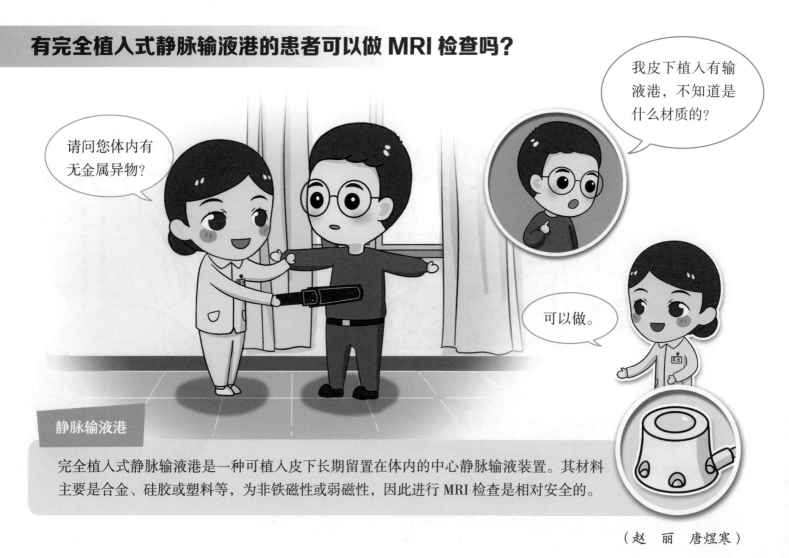

静脉输液港

完全植入式静脉输液港是一种可植入皮下长期留置在体内的中心静脉输液装置。其材料主要是合金、硅胶或塑料等，为非铁磁性或弱磁性，因此进行 MRI 检查是相对安全的。

（赵　丽　唐煜寒）

高热患者可以做 MRI 检查吗？

我的孩子需要做 MRI 检查，但他正在发热，可以做吗？

38.5℃

需要先测量患者体温。体温 ≥ 38.5℃ 时不宜行 MRI 检查，最好待体温 ≤37.5℃后再进行。

预约咨询处

急诊优先

MRI 检查时的射频脉冲能量有 70% 为人体吸收而转化为热量，从而导致人体温度升高，升高的温度一般在正常人的体温调节能力范围内。当患者体温调节能力下降，MRI 检查可能会引起体温的进一步升高，从而导致局部灼伤、心率过快等并发症。

（李　雪　唐煜寒）

75

心血管 MRI 检查有什么要求？

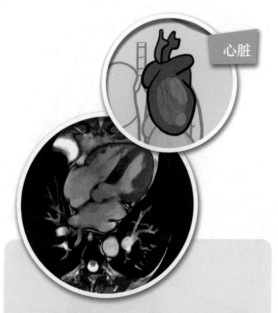

心脏

心血管 MRI 检查具有多序列、多参数、任意平面成像等优势，是心脏的结构、功能、血流灌注及组织特征综合评估的强力手段，兼具血管管腔和管壁成像功能。

不同于其他系统 MRI 检查，心血管 MRI 技术的关键是如何有效克服心脏和呼吸运动的干扰而获得高质量影像。

因此检查前进行呼吸训练，采用呼气末屏气方法，并使每次屏气幅度尽量保持相同，适当控制心率结合心电门控技术，以降低运动伪影，提高影像质量。

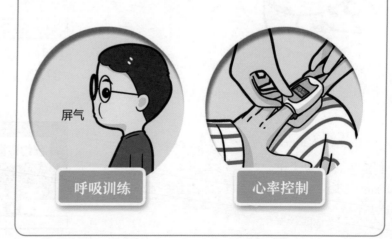

屏气

呼吸训练

心率控制

（刘俊伶　李　媛）

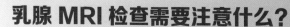

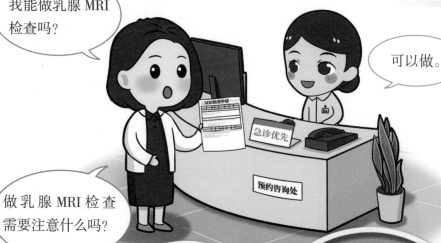

我能做乳腺 MRI 检查吗？

可以做。

做乳腺 MRI 检查需要注意什么吗？

MRI检查申请

现病史：乳腺植入体植入术后

★乳腺整形手术和隆胸所用的植入体大多为非铁磁性物质，只有少数整形用的配件可能带有金属，会产生异物伪影。

1. 避免在月经期进行检查，这样乳腺受到体内激素的干扰比较小。
2. 检查当日更换为开衫式无金属物品的衣服。
3. 由于检查时采用俯卧位，所以尽量避免检查前进食过饱。
4. 因检查时间相对较长，可达 20 分钟或更长，检查前尽量排空大小便。

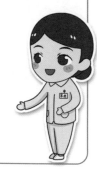

（王亚玲 刘 平）

盆腔 MRI 检查时需要憋尿吗？

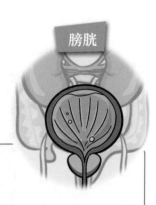

膀胱

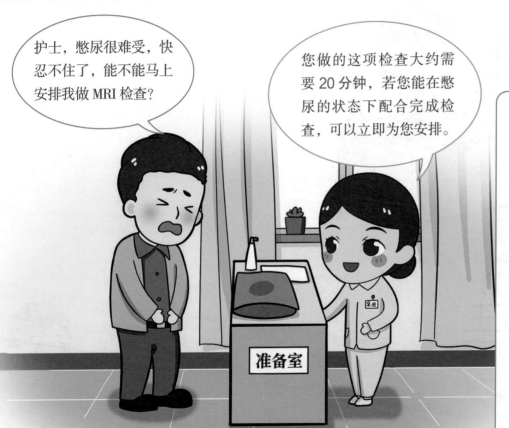

护士，憋尿很难受，快忍不住了，能不能马上安排我做 MRI 检查？

您做的这项检查大约需要 20 分钟，若您能在憋尿的状态下配合完成检查，可以立即为您安排。

准备室

1. MRI 检查时间相对较长，如果膀胱过度充盈会使患者不适，可能导致患者在检查中运动产生伪影或无法完成检查。
2. 做磁共振尿路成像、盆腔和盆底功能 MRI 检查，检查前需要适当憋尿，有尿意即可。
3. 做膀胱 MRI 检查时，需要在能完成检查的前提下，尽可能地憋尿，使膀胱充盈，以便充分显示病变的位置、形态、范围及毗邻组织的关系。

（王亚玲　冉启胜）

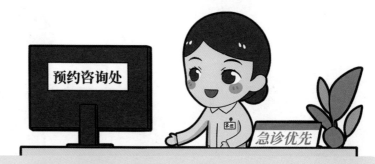

胎儿 MRI 检查，孕妇需要注意什么？

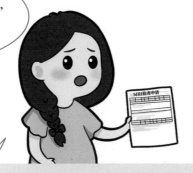

我要做胎儿MRI检查，怀孕多久可以做？

有什么注意的吗？

1. 孕期前 3 个月不建议做 MRI 检查。虽然目前还没有充足的证据证明 MRI 检查对孕早期的胎儿有影响，但是 MRI 检查的高磁场环境对神经系统可能有一定的刺激作用。
2. MRI 检查是孕 28 周后具有优势的检查方法，能清晰地显示胎儿中枢神经系统发育情况及胎盘异常等。

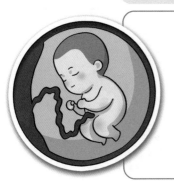

1. MRI 检查时，胎儿的活动可能会产生运动伪影，因此，孕妇自行监测胎动 2 日，再选择胎动最少的时间段来做检查。
2. 检查前为胎儿播放 MRI 检查时的噪声音频，使胎儿提前适应环境。
3. 检查时请带上最近一次 B 超检查结果。
4. 由于检查时间可达 20 分钟或更长，孕妇在检查前排空大小便，提高舒适度和配合度。
5. 如果孕妇不能长时间平卧，请提前告知专业人员，可选择特殊体位或检查中吸氧。

（冉启胜　曾小红）

婴幼儿做 MRI 检查需要注意什么？

1

检查前为婴幼儿更换为棉质衣裤，不携带铁磁性物品。

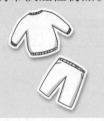

需要做什么准备吗?

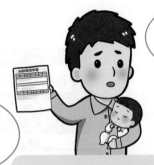

孩子刚出生就要做 MRI 检查，有影响吗?

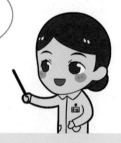

MRI 检查对人体无电离辐射损伤，也没有研究报道与 MRI 噪声相关的婴幼儿严重听觉功能损伤，所以婴幼儿做 MRI 检查是相对安全的。

2

检查前为婴幼儿提供被动听力保护措施，包括耳罩、耳塞和隔音罩等。

3

检查前 1 日为婴幼儿提供听力保护措施后，播放 MRI 检查时的噪声音频，使其提前适应噪声环境。

4

对于不能配合检查的婴幼儿，遵医嘱使用镇静药物镇静。

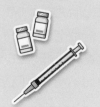

5

检查时，陪检家属需要符合进入强磁场环境的要求。

符合

（蔡　莉　曾小红）

气管切开患者做 MRI 检查需要注意什么？

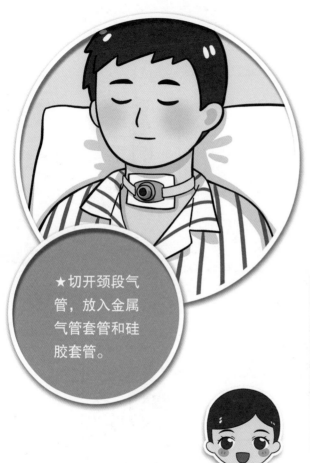

★切开颈段气管，放入金属气管套管和硅胶套管。

1. 检查前，更换金属套管为硅胶套管。
2. 痰液分泌过多的患者，检查前需清理呼吸道，保持气道通畅。
3. 检查中患者不能咳嗽，以免影响影像质量。
4. 检查后与临床医生沟通，更换硅胶套管为金属套管。

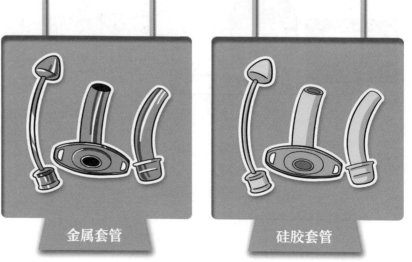

金属套管

硅胶套管

（李 雪 程 琳）

81

危重患者做 MRI 检查需要注意什么？

病情危重的患者，可以做 MRI 检查吗？

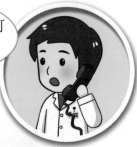

预约咨询处

急诊优先

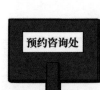
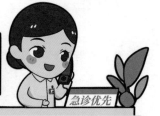

1. 病情变化快、病情危重生命体征不稳定的患者不宜进行 MRI 检查。
2. 如果因病情诊断需要进行 MRI 检查，需充分评估后在呼吸、血液循环相对稳定的情况下进行。

1. 检查前

1. 备好急救物品、药品、设备。
2. 去除患者所携带的金属物品，包括治疗、监护设备等。
3. 不配合的患者，遵医嘱用镇静药。
4. 必要时吸痰。

2. 检查中

1. 医生通过观察窗、观察镜、影像、监护设备观察患者有无病情变化。
2. 定时巡视，观察患者生命体征、神态、意识、皮肤温度、有无躁动等。

3. 检查后

再次评估患者病情，必要时吸痰。

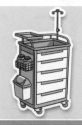
抢救车

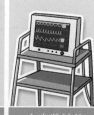
心电监护仪

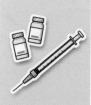
镇静

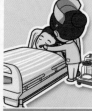
吸痰

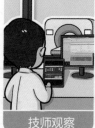

技师观察

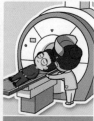
护士巡视

（李　雪　郭广阔）

超声检查

超声检查的优势和不足有哪些？

超声检查是以处理超声波在人体组织内产生的回声信息为基础，显示人体脏器或疾病的组织结构和血流情况，从而评估脏器或病变的结构和功能的一种影像学检查方法。

成像技术

A 型超声：

目前临床已很少应用，可用于脑中线、眼球、胸腔积液、心包积液、肝脓肿等的探测。

B 型超声：

以二维切面形式直观地显示组织、器官的形态结构及其与病变的关系，是最常用的超声检查方法。

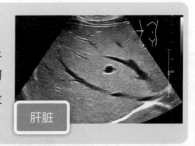

肝脏

M 型超声：

通常应用在心脏，以了解心脏的前后方向结构层次、测量心腔前后径及室壁厚度、观察运动轨迹和测量心功能。

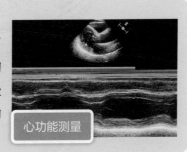

心功能测量

D 型超声：

即多普勒超声成像，包括频谱多普勒超声成像与彩色多普勒血流成像，可无创观察人体血流及组织运动速度、方向等。

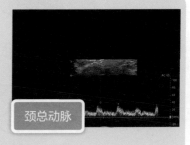

颈总动脉

1. 安全。无放射性损伤，且可视为无创性检查方法。
2. 准确。超声解剖与人体解剖结构一致，且二维切面影像质量高，现代高端仪器可检测出毫米级病灶。多普勒超声可探测 <10cm/s 的低速血流和 >5m/s 的高速血流。
3. 实时显示、动态观察。
4. 便携。所占空间小，可移动，可携带，适用于床旁危重患者和突发事件。
5. 经济。费用较低，受检者易接受。
6. 即时。及时报告结果，必要时可短时间内重复检查。
7. 便于沟通。检查时与受检者面对面，可及时了解其信息，有助于正确诊断。

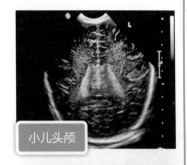

小儿头颅

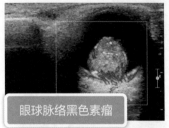

眼球脉络黑色素瘤

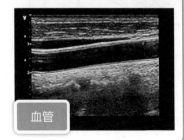

血管

1. 对含气器官如肺，以及骨骼等高密度组织显示较差。
2. 病变与脏器界面之间声阻抗差较小时，影像显示缺乏特征。
3. 超声伪像可影响诊断。
4. 较大病灶时，可因病灶超出超声显示范围，不能够得到病灶的全貌,而影响诊断。
5. 患者较胖时，可因超声波不能很好地穿透体内的脂肪，从而影响影像。

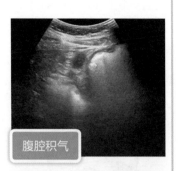

腹腔积气

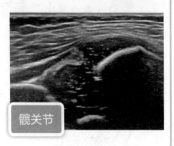

髋关节

（方靖琴　程　伟）

超声检查对身体的影响大吗？

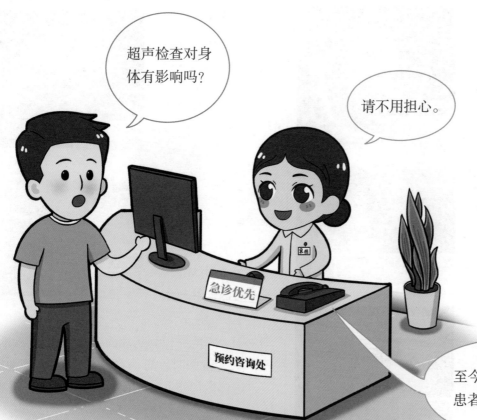

超声波对人体的生物学效应主要包括机械效应、热效应和空化效应。

通常，机械指数<1.0时，认为无害；热指数<1.0时，认为无致伤性。临床医用超声检查时设置的指数均在安全范围内，且扫查敏感器官时，如生殖细胞、胚胎及眼部，会进一步降低指数，缩短检查时间。

（赵　丽　程　伟）

86

超声检查为什么要用医用超声耦合剂？

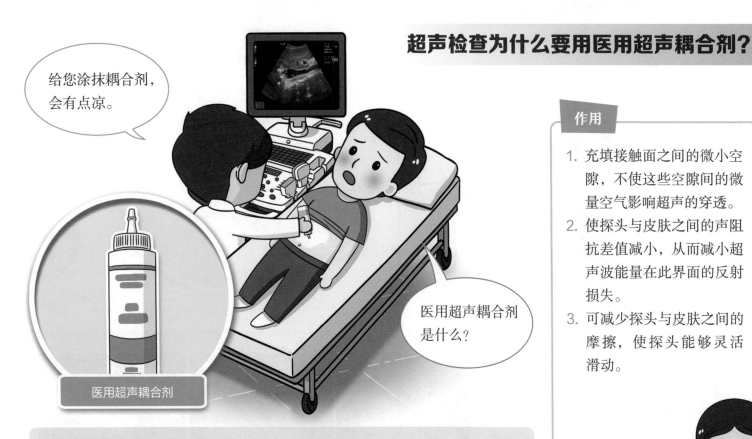

给您涂抹耦合剂，会有点凉。

医用超声耦合剂是什么？

医用超声耦合剂

作用

1. 充填接触面之间的微小空隙，不使这些空隙间的微量空气影响超声的穿透。
2. 使探头与皮肤之间的声阻抗差值减小，从而减小超声波能量在此界面的反射损失。
3. 可减少探头与皮肤之间的摩擦，使探头能够灵活滑动。

医用超声耦合剂是一种由新一代水性高分子凝胶组成的医用产品。pH 呈中性，无毒、无味、无刺激；对皮肤无过敏反应，无腐蚀性；不易干燥，不易酸败；可湿润皮肤但不被皮肤吸收，易擦除不污染。

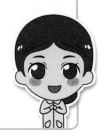

（方靖琴　程　伟）

超声检查前可以进食、饮水吗？

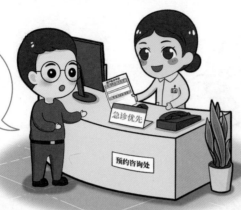

所有的超声检查都有进食、饮水要求吗？

急诊优先

预约咨询处

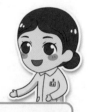

★消化系统、腹膜腔、腹膜后间隙及肾上腺超声检查，以及经食管超声心动图检查均需要禁食、禁水8小时以上。

其他部位的超声检查，除了临床治疗要求必须禁食、禁水外，所有做超声检查的患者均可以进食、饮水。

禁食、禁水目的

1. 以减少胃肠道的内容物和气体干扰影像，同时保证胆囊和胆管内胆汁充盈。

2. 经食管超声心动图检查是将超声探头插入食管及胃内，从心脏后方向前近距离进行心脏超声检查，若胃内有食物，易影响超声影像，也可能导致患者呕吐出现误吸。

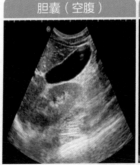

胆囊（空腹）

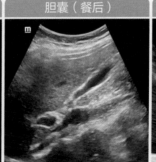

胆囊（餐后）

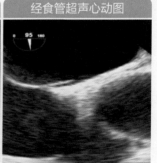

经食管超声心动图

（方靖琴　程　伟）

88

配合能力强的患者，吸气后屏气用于消化系统和腹腔血管检查。吸气时肺被气体充盈，膈肌下移，腹腔内肝脏、胆囊等脏器能更好显示；屏气时脏器减少移动，便于更好采集血流信号及血流频谱。

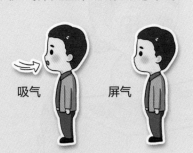

吸气　　　屏气

深吸气后屏气同时增加腹压，用于盆底超声，以及腹外疝等需要平静状态、腹压增加状态对比观察的疾病。

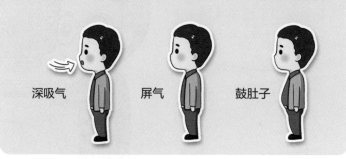

深吸气　　　屏气　　　鼓肚子

深吸气后屏气再用力做呼气动作，但不能呼出气，用于彩色多普勒与频谱多普勒观察血流信号的变化情况。

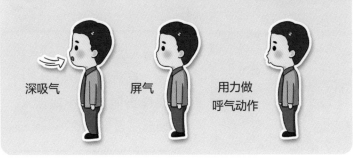

深吸气　　　屏气　　　用力做
呼气动作

正常或深吸气，再用力呼气持续5秒以上，然后正常呼吸，用于右心超声造影。

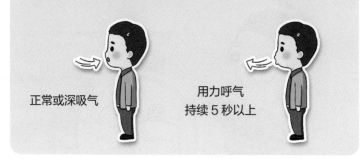

正常或深吸气　　　用力呼气
持续5秒以上

（程　伟　毕　洁）

89

超声检查需要适度憋尿吗？

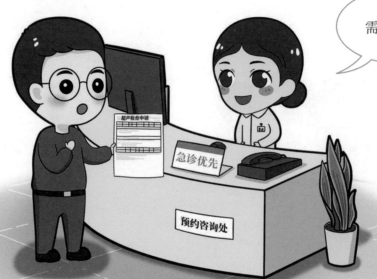

我做泌尿系统超声检查，需要憋尿吗？

需要憋尿。

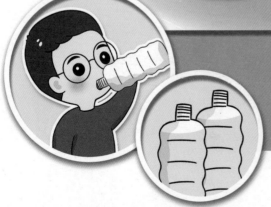

请在检查前 60 分钟饮水 >500ml，并保持膀胱充盈，以使肾盂、肾盏、前列腺显示更加清晰。

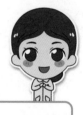

另外，经腹壁妇科超声检查、早孕期超声检查，请在检查前 1~2 小时饮水，使膀胱适度充盈。

（李雪 毕洁）

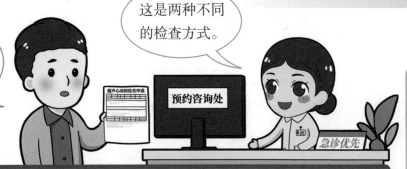

我刚做了心电图检查，为什么还要做超声心动图检查？

这是两种不同的检查方式。

超声心动图是检测心脏结构及功能是否正常，心电图是监测心脏电生理传导是否正常。二者是对心脏两个不同方面进行评估。二者相结合，可以更加全面诊断心脏疾病。

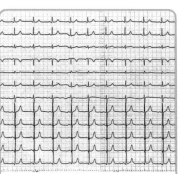

心电图（ECG）检查指借助心电图监测仪，经患者体表对心脏搏动周期产生的电活动信息进行记录的一种检查方法，监测心脏心肌细胞兴奋时动作电位的产生、传播和恢复过程是否正常。

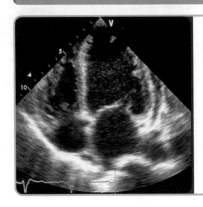

超声心动图检查是将超声探头置于胸骨旁、剑突下、胸骨上窝或食管内等部位，对立体的心脏进行切面剖切扫描，检查心脏和相邻大血管的形态结构、大小、位置与周围组织的关系，观察心脏房室壁在心脏收缩与舒张时的活动、大血管的搏动、心脏瓣膜在心动周期的开放关闭情况，测量心脏的收缩与舒张功能，从而能够诊断先天性心脏病、后天性或获得性心脏病等。

（程 伟 毕 洁）

经直肠超声检查有哪些注意事项？

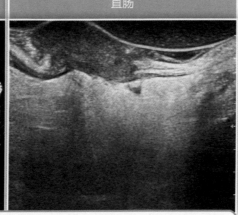

| 前列腺 | 直肠 |

经直肠腔内超声检查是将超声探头置于人体直肠腔道内，利用超声扫查评估中低位直肠壁及直肠周边组织（如尿道结构、男性前列腺、女性子宫附件）等结构病变的一种超声影像技术。

1. 当日排空大便，检查前排空小便。
2. 检查时取左侧卧位，左腿伸直、右腿屈曲；也可采用膀胱截石位。
3. 充分暴露肛门。
4. 插入探头时张口呼吸，放松腹部和肛门。
5. 检查过程中需要放松配合，期间会感觉到憋涨（类似想要排大便的感觉），并不会疼痛得难以忍受。

（赵 丽 程 伟）

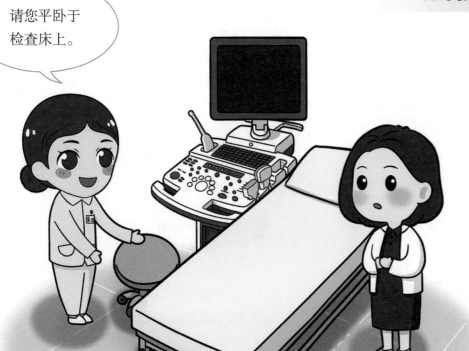

请您平卧于检查床上。

需要注意什么？

会根据您的具体情况选择不同的扫查方式，请您配合。

妇科超声主要是关于女性生殖器官的超声扫查，有四种扫查方式，即经腹壁扫查、经阴道扫查、经直肠扫查、经会阴扫查。

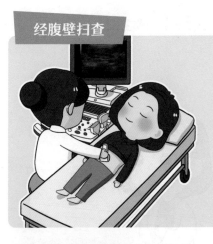

1. 腹部有尚未愈合的伤口时，不宜行此项扫查。
2. 适度充盈膀胱，饮水 300~500ml，避免过度充盈。
3. 取仰卧位并暴露下腹。

经直肠扫查

1. 适用于无性生活史、阴道闭锁等不适宜经阴道超声检查者。
2. 检查前排空膀胱。
3. 取截石位并暴露外阴。

经阴道扫查

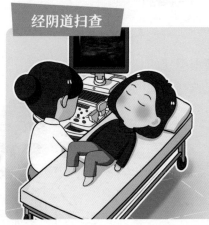

1. 不适用于无性生活史者。
2. 检查前排空膀胱。
3. 取截石位并暴露外阴。

经会阴扫查

1. 适用于幼女、老年女性盆腔脏器脱垂、盆底超声检查等。
2. 检查前排空膀胱。
3. 取侧卧位屈膝或截石位，暴露肛周部。

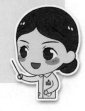

（李　雪　方靖琴）

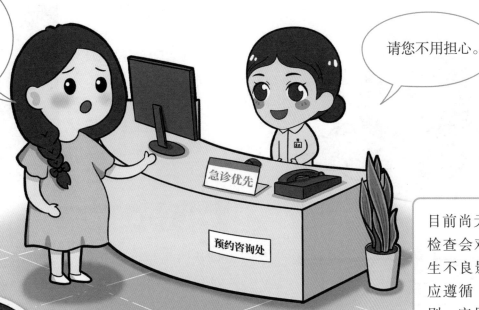

这是我做第 3 次超声检查了，我很担心对胎儿的影响？

请您不用担心。

急诊优先

预约咨询处

产科超声检查是应用超声的物理特性，对胎儿及其附属物进行检查，是检测胎儿宫内安危的重要扫查方式，是了解胚胎、胎儿主要解剖结构大体形态的重要方法。

目前尚无证实产前超声检查会对胚胎、胎儿产生不良影响。但是，仍应遵循"最小剂量"原则，应尽可能地减少胎儿双眼、生殖器等敏感器官进行长时间的照射，并应尽可能地减少高能量彩色多普勒血流成像的应用。

需要多少次超声检查呢？

产科超声检查有三个重要时机，分别为孕 11~13^{+6} 周、孕 20~24^{+6} 周和孕 28~34^{+6} 周。
临床的实践应用中还有两个时机，即早孕期超声检查和孕 37~40 周超声检查。

早孕期超声检查

1. 判断孕囊的个数、位置、大小、形态，有无卵黄囊及胚胎、胎心。
2. 孕妇需要在检查前适度充盈膀胱，有较明显的尿意。

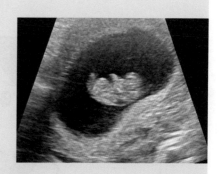

孕 11~13^{+6} 周超声检查

确认胎儿存活，确定准确的孕龄，发现多胎，进行胎儿染色体异常的早期筛查，观察胎盘、脐带、羊水、母体子宫及双附件等结构。

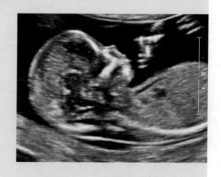

孕 20~24^{+6} 周超声检查

评估胎儿生长和发现胎儿严重结构异常。

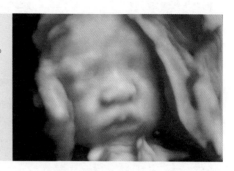

孕 28~34^{+6} 周超声检查

对胎儿生长发育进行检测，发现胎位异常和其他与不良围生期结局相关的情况。某些晚发性胎儿先天性异常偶尔可被发现。

孕 37~40 周超声检查

对胎儿大小及羊水量作出评价，为孕妇的分娩方式及分娩时间提供一定的依据。

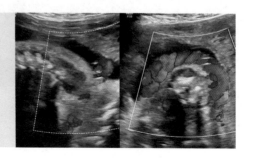

（赵 丽 毕 洁）

甲状腺结节 C-TIRADS 分类有哪些？

甲状腺结节非常多见，超声检查是其首选的影像检查方法。甲状腺超声影像数据与报告系统（TIRADS）旨在规范甲状腺超声报告的术语，对病变的恶性危险度进行分层，并结合结节的大小，确定结节是否有必要进行细针抽吸活检（FNAB）。而 C-TIRADS 更适合中国国情和医疗情况。

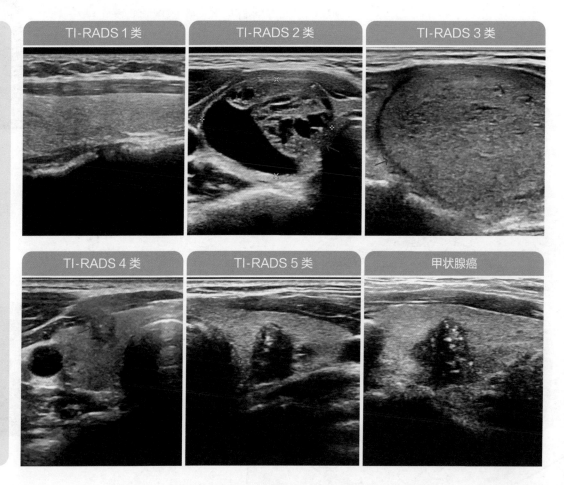

TI-RADS 1 类　　TI-RADS 2 类　　TI-RADS 3 类

TI-RADS 4 类　　TI-RADS 5 类　　甲状腺癌

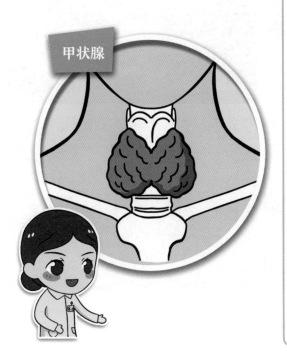

甲状腺

C-TIRADS 分类

分类	恶性风险	处理（一般情况）
1	0	无结节，无须处理
2	0	良性病变，无须 FNAB，除非有压迫或美容问题
3	<2%	可能良性病变，无须 FNAB，除非有压迫或美容问题
4a	2%~10%	低度可疑恶性病变，如果结节最大直径 >15mm，建议超声引导下行 FNAB
4b	10%~50%	中度可疑恶性病变，如果结节最大直径 >10mm，建议超声引导下行 FNAB
4c	50%~90%	高度可疑恶性病变，如果结节最大直径 >10mm，建议超声引导下行 FNAB
5	>90%	如果结节最大直径 >10mm，建议超声引导下行 FNAB 活检证实恶性病变，可外科手术、热消融治疗或积极监控等

（赵 丽 程 伟）

乳腺结节 BI-RADS 分类有哪些？

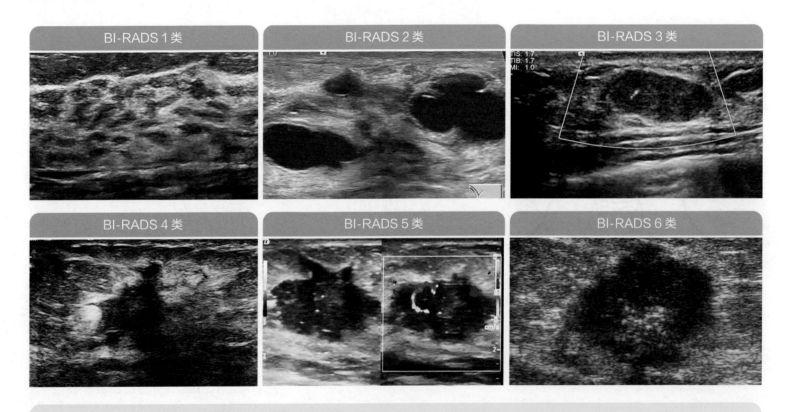

乳腺超声检查主要应用于乳腺占位性疾病的检出、诊断和鉴别，常用乳腺影像报告和数据系统（BI-RADS）对结节进行分类，可帮助临床医生对病变处理作出合理选择，以及对乳腺检查随访的监测亦起到很大的作用。

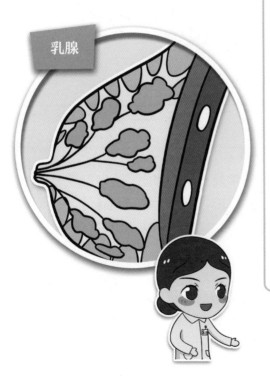

乳腺

BI-RADS 分类

分类	恶性风险	处理
0	无法评价	评估未完成，需要进一步检查或与以往相比较
1	0	阴性，常规随访
2	0	良性病变，常规临床处理和随访
3	≤2%	可能良性病变，建议 3~6 个月随访或者持续监控
4	3%~94%	可疑恶性病变，建议组织活检
5	≥95%	高度怀疑恶性病变，建议组织活检或手术
6	100%	已行活检确诊，根据病理进行后续治疗

（程 伟 毕 洁）

超声引导下穿刺活检术有哪些注意事项？

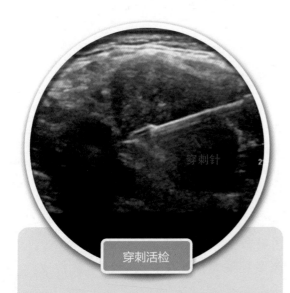

穿刺活检

超声引导下穿刺活检术指在实时超声影像的监视和引导下，利用穿刺活检针，对人体靶目标以微创技术获得有效诊断为目的的一种诊断性介入超声技术。

禁忌证

1. 严重出血倾向。
2. 合并心、肺等其他重要器官严重疾病，且难以纠正。
3. 超声或超声造影均不能清楚地显示病灶。
4. 无安全进针路径。
5. 患者状况不符合穿刺条件。

注意事项

1. 必需的检验结果，如血常规、凝血功能、乙肝五项、丙肝抗体、人类免疫缺陷病毒（HIV）抗体、梅毒抗体等。
2. 近期的影像资料，包括超声、CT、MRI、PET/CT 等。
3. 治疗前 1 周停服抗凝药。
4. 女性患者避开月经期。
5. 穿刺结束后需局部压迫 20 分钟，留观时注意呼吸、脉搏、血压，以及有无加剧性的疼痛、尿血等异常表现。有可疑异常情况者再用超声观察有无内部出血。

（李 雪 程 伟）

超声造影的风险大吗？

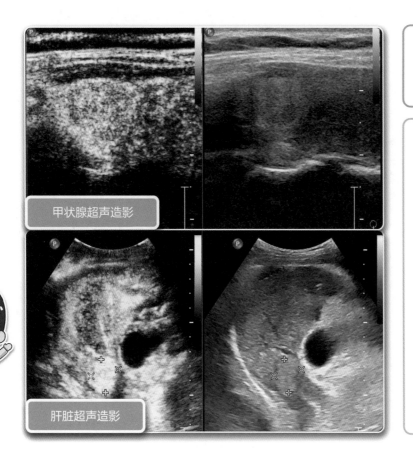

甲状腺超声造影

肝脏超声造影

超声造影主要是将对比剂注入机体后，通过增强后散射回声，从而提升超声诊断分辨力、敏感度及特异性的技术。

1. 目前临床应用的超声对比剂几乎是包被成膜材料的氟碳气体微泡，其直径小于红细胞的直径（7μm），确保能通过肺毛细血管不会产生栓塞，同时具有足够的稳定性，又能够被较快地清除。

2. 美国放射学会制定的对比剂使用指南指出，轻度不良反应为大多数，如头痛、发热或潮红、恶心和味觉改变等。现有数据表明，严重不良反应发生率约为0.01%。

3. 孕妇需慎重选择使用超声对比剂。

4. 对人类母乳的影响目前尚不清楚，一般可以考虑在24小时内放弃哺乳。

（李 雪 赵 丽）

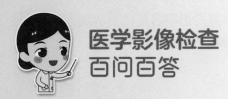
医学影像检查
百问百答

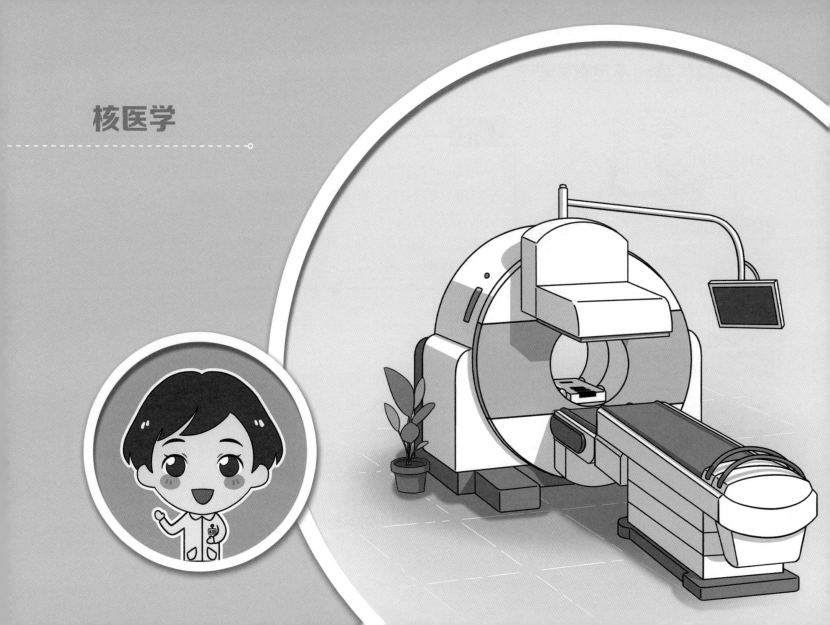

核医学

核医学的优势和不足有哪些？

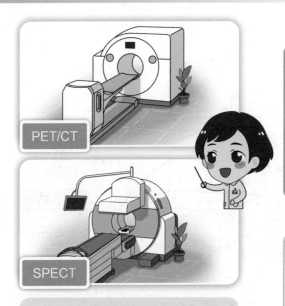

PET/CT

SPECT

核医学显像是分子水平显像。核医学显像的基本原理是将诊断用放射性核素或其标记化合物引入体内，借助医学成像设备，进而获得正常和病变组织的形态、位置、大小、功能和代谢等信息的核医学影像。

优势

1. 可同时提供脏器组织的功能和结构变化，有助于疾病的早期诊断。
2. 可用于定量分析，有助于疾病的随访和疗效观察。
3. 具有较高的特异性。
4. 属于无创性检查；显像剂的化学量甚微，干扰机体的内环境作用小，过敏和其他毒副反应也少见。

不足

1. 有一定辐射，孕妇、新生儿、婴幼儿应避免做此检查，乳母应慎做此检查。
2. 显像剂具有放射性，故在注射后应远离新生儿和婴幼儿。
3. 部分显像剂注射后应避免哺乳，如在注射锝-99m-亚甲基二磷酸盐（^{99m}Tc-MDP）后 12 小时内避免哺乳，注射 ^{18}F-氟代脱氧葡萄糖（^{18}F-FDG）后 24 小时内避免哺乳。
4. 部分检查需要等待显像剂的吸收，检查时间较长。
5. 部分检查项目费用相对较高。

（陈　晓　姚　云）

不良反应

放射性药物化学量很少，鲜有重度不良反应报告。

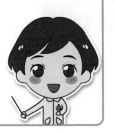

变态反应

1. 轻度，如荨麻疹等。
2. 中度，如眩晕、乏力等。
3. 重度，如休克、心搏骤停等。

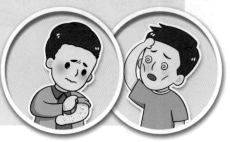

热原反应

如发冷、发热、颤抖、头痛等。

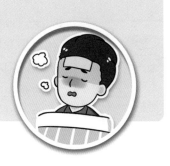

药物毒性反应

如面红、胸闷，以及呼吸、循环、消化和血液系统的毒性症状。

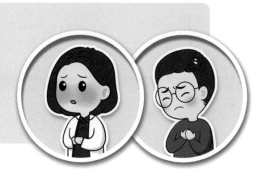

（陈 晓 赵 丽）

PET/CT 肿瘤显像有哪些注意事项？

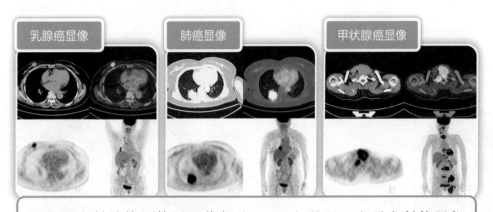

乳腺癌显像　　肺癌显像　　甲状腺癌显像

正电子发射计算机体层显像仪（PET/CT）是以正电子发射体层仪（PET）为基础配准 CT 成像系统的一体机，既利用了 CT 影像解剖结构清晰的优势，又具有核医学影像反映器官的生理、代谢和功能的特点，把二者的定性和定位优势进行了有机结合。

目前，最常用的 PET/CT 肿瘤代谢显像剂为 ^{18}F-氟代脱氧葡萄糖（^{18}F-FDG）。

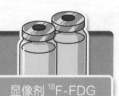

显像剂 ^{18}F-FDG

注意事项

1. 检查前 1 周避免钡餐检查。
2. 检查前禁食 4~6 小时，禁饮含糖饮料，不禁水；含有葡萄糖的静脉输液或静脉营养暂停 4~6 小时。
3. 空腹血糖 <11.1mmol/L 时才进行检查。若需要静脉注射胰岛素的患者，一般在注射短效胰岛素 2 小时后再检查。
4. 注射显像剂前平静休息 10~15 分钟。
5. 注射显像剂后不随意走动，如厕须到专用卫生间。
6. 显像前排空膀胱，减少尿液放射性对盆腔病变检出的影响。
7. 取下身上的金属等高密度物品。

（陈　晓　孙金菊）

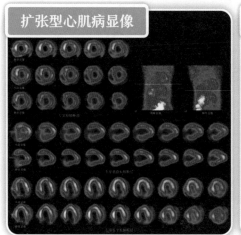

扩张型心肌病显像

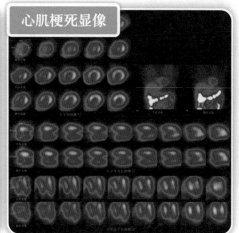

心肌梗死显像

心肌灌注显像是利用正常或有功能的心肌细胞选择性摄取某些核素或标记化合物的特征，应用 γ 照相机或单光子发射计算机体层显像仪（SPECT）进行的心肌平面或体层显像。

★临床应用较多的显像剂为锝-99m-甲氧基异丁基异腈（^{99m}Tc-MIBI）。

注意事项

1. 做检查 24 小时前禁食含咖啡因类食物和饮料。
2. 检查当日准备脂餐，如牛奶、煎鸡蛋等。
3. 注射显像剂 ^{99m}Tc-MIBI 30 分钟后进食脂餐。

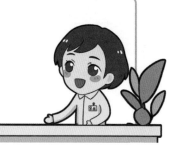

（赵 丽 吴维玉）

SPECT 脑血流灌注显像有哪些注意事项？

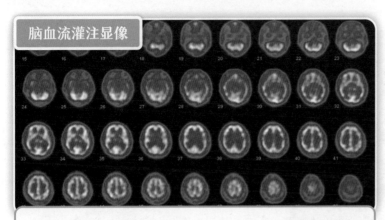

脑血流灌注显像

脑血流灌注显像是利用某些显像剂能穿透完整的血脑脊液屏障入脑细胞并滞留其内，其进入脑细胞量与局部脑血流量成正相关，用显像仪进行的脑体层显像。

注意事项

1. 检查室保持安静，调暗光线。

2. 注射显像剂前 30 分钟~1 小时，口服过氯酸钾 400mg。

3. 注射显像剂前 5 分钟，戴眼罩和耳塞封闭视听。

4. 检查时平卧配合，并保持头部不动。

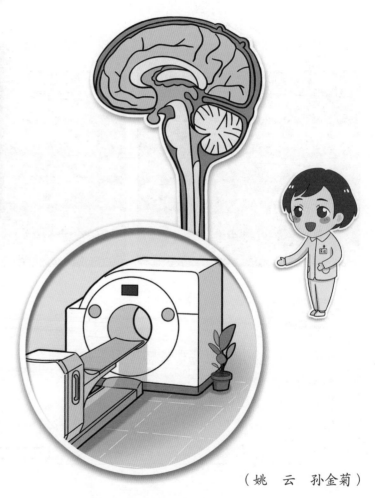

（姚　云　孙金菊）

110

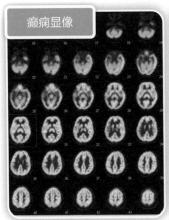

癫痫显像

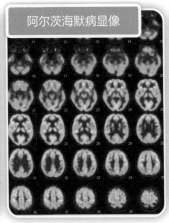

阿尔茨海默病显像

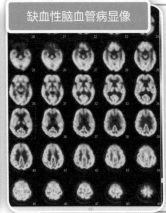

缺血性脑血管病显像

脑代谢显像是以放射性核素标记的脑代谢底物为显像剂，使用核医学显像设备所进行的脑体层显像。视显像剂的不同，可分为脑葡萄糖代谢、氧代谢或氨基酸代谢显像等。

适应证

1. 癫痫的定位诊断、术前评价与疗效判断。
2. 阿尔茨海默病的诊断及鉴别诊断、病程评价。
3. 脑肿瘤的诊断、恶性程度分级判断等。
4. 缺血性脑血管病的诊断。
5. 脑外伤的诊断。
6. 精神疾病和脑功能研究。

注意事项

1. 脑葡萄糖代谢显像检查前禁食 4~6 小时，禁饮含糖饮料，不禁水。
2. 保持安静，戴黑眼罩和耳塞，避免光刺激。
3. 理解能力较差或不配合者，家属陪同。
4. 检查过程中头部保持不动。

（姚　云　孙金菊）

SPECT 骨显像有哪些注意事项？

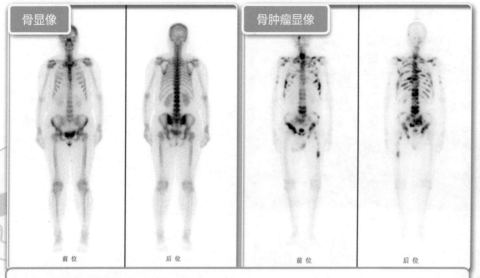

骨显像

骨肿瘤显像

前位　　　　后位　　　　　　前位　　　　后位

骨显像是经静脉注射的骨显像剂通过血液循环到达骨实质应用 SPECT 显示全身骨骼摄取显像剂状况并成像的技术。

注意事项

1. 取下身上的金属等高密度物品。
2. 成年人在注射显像剂后 2 小时内饮水 500~1 000ml。
3. 检查前排空尿液，注意不要让尿液污染衣物和身体。
4. 检查时需平卧配合，疼痛不能配合者，遵医嘱药物镇痛。

★ ^{99m}Tc-MDP 是目前最常用的 SPECT 显像类骨显像剂。

（陈　晓　姚　云）

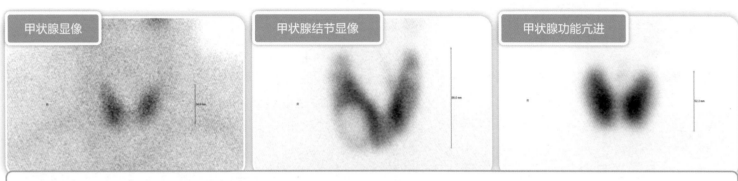

| 甲状腺显像 | 甲状腺结节显像 | 甲状腺功能亢进 |

甲状腺核素显像是利用某些放射性核素或其标记化合物在甲状腺组织中聚集的原理，显示甲状腺的大小、位置、形态和结构，反映甲状腺的血流、功能及代谢状况的一类显像方法，包括甲状腺静态显像、血流显像等。

临床应用

1. 异位甲状腺的诊断。
2. 甲状腺结节功能的判断和良恶性鉴别。
3. 分化型甲状腺癌转移灶的寻找及 ^{131}I 治疗效果的评价。
4. 颈部肿块与甲状腺关系的判断。
5. 甲状腺及其结节重量的估计。
6. 甲状腺炎的辅助诊断。

注意事项

1. 取下检查部位的金属等高密度物品。
2. 显像剂为放射性碘时，检查前应停用含碘食物及影响甲状腺功能的药物，检查当日空腹。
3. 寻找甲状腺癌转移灶时，须停用甲状腺素替代治疗。
4. 口服显像剂时，静态显像前饮水 100ml，以冲洗口腔减少显像剂干扰。

（李 雪 姚 云）

SPECT 肾动态显像有哪些注意事项？

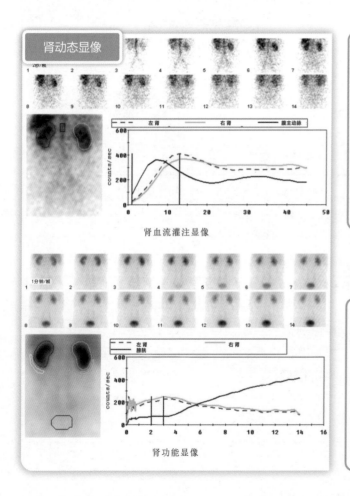

肾动态显像

肾血流灌注显像

肾功能显像

肾动态显像可依序观察到显像剂灌注腹主动脉、肾动脉后迅速集聚在肾实质内，随后由肾实质逐渐流向肾盏、肾盂，经输尿管到达膀胱的全过程。肾动态显像包括反映肾血流的肾动脉灌注显像和反映肾功能、上尿路引流的肾动态显像两个阶段。

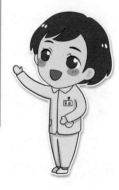

注意事项

1. 检查前 30~60 分钟饮水 300~500ml。
2. 检查前去除检查部位的金属等高密度物品。
3. 检查前排空膀胱。
4. 检查过程中平卧并保持不动。

（李 雪 孙金菊）

SPECT 肝胆动态显像有哪些注意事项？

这是什么检查呢？

预约咨询处

急诊优先

肝胆动态显像是静脉注射肝胆显像剂后连续观察肝胆显像过程的方法，通过显像剂被肝细胞摄取、分泌到毛细胆管，经肝胆管、胆囊和胆总管排至肠道的时间与程度，反映肝胆系统功能状态。

适应证

1. 鉴别诊断先天性胆道闭锁和新生儿肝炎。
2. 诊断胆总管囊肿等先天性胆道异常。
3. 肝胆系手术，支架置入后的疗效观察和随访，胆汁漏的诊断。
4. 异位胆囊和肝胆功能的诊断。
5. 诊断十二指肠胃反流。

注意事项

1. 检查前禁食 4~12 小时。
2. 检查前停用对奥迪括约肌有影响的药物 6~12 小时，如吗啡类等。
3. 检查过程中平卧并保持不动。
4. 不配合者，必要时遵医嘱药物镇静。

（赵 丽 姚 云）

SPECT 唾液腺显像有哪些注意事项？

我口干，为什么要做唾液腺显像呢？

您做的唾液腺显像是诊断干燥综合征（又称舍格伦综合征、口干综合征）简便而直观的检查方法。

口干是此综合征最重要的症状。

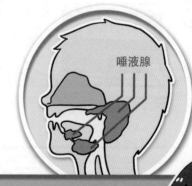

唾液腺

需要怎样配合呢？

1. 显像前避免使用影响唾液腺摄取或分泌高锝酸盐（$^{99m}TcO_4^-$）的药物及检查，如阿托品类药物和过氯酸钾，腮腺 X 射线造影。
2. 检查时需保持头部不动，颈部伸展。
3. 维生素 C 可促使唾液的分泌，检查过程中需含服。

（李 雪 吴维玉）

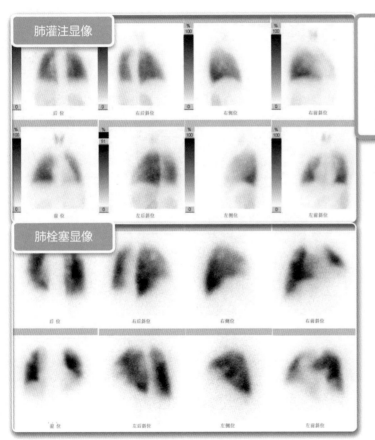

肺灌注显像是显示局部肺血流灌注情况的显像方法。

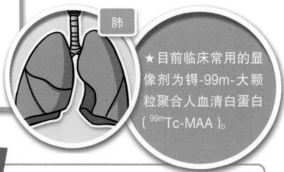

★目前临床常用的显像剂为锝-99m-大颗粒聚合人血清白蛋白（^{99m}Tc-MAA）。

注意事项

1. 有严重肺动脉高压、肺血管床极度受损的患者应慎用或禁用。
2. 有由右到左分流的先天性心脏病患者应慎用。
3. 检查前去除检查部位的金属等高密度物品。
4. 检查前吸氧 10 分钟。
5. 静脉注射显像剂时，应缓慢推注，避免回血，并禁止回抽血液后再注入。
6. 检查过程中应平稳呼吸，以减少呼吸运动伪影对肺显像的干扰。

（李　雪　吴维玉）

SPECT 淋巴显像有哪些注意事项？

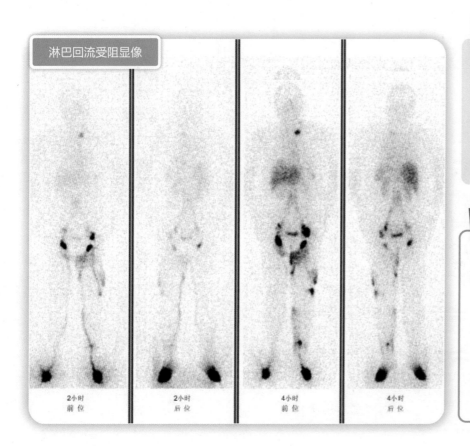

淋巴回流受阻显像

2小时 前位　2小时 后位　4小时 前位　4小时 后位

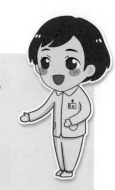

临床应用

1. 恶性肿瘤淋巴结转移的诊断。
2. 淋巴瘤的辅助诊断。
3. 淋巴水肿的诊断。
4. 为放疗布野提供准确位置。
5. 乳糜外溢的定位。

注意事项

1. 淋巴显像可采用皮下、组织内、黏膜下或皮内等给药方式，因此在注药时应确认未注入血管内。
2. 通过肢体远端给药时，肢体需进行主动运动，特别是肢体淋巴水肿时。
3. 通过其他部位注射时，注射后在注射点不断按摩，促进淋巴回流。

（赵 丽　姚 云）

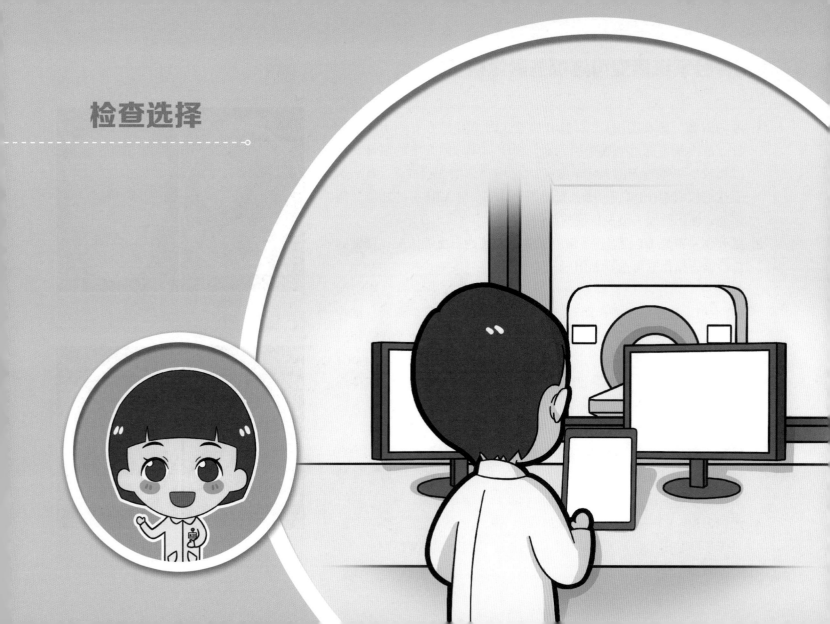

检查选择

中枢神经系统病变可选哪些影像检查？

1. **颅内肿瘤**　通常选用 CT 及 MRI 检查。因 MRI 检查有利于肿瘤位置、范围及可能的病理类型判断，便于临床诊治方案的制订，所以相较下更推荐 MRI 检查，必要时可增选弥散加权成像（DWI）、灌注加权成像（PWI）、磁共振波谱（MRS）等 MRI 里的功能成像序列，便于肿瘤类型及特性的判断。

2. **脑外伤**　首选 CT 检查，了解有无骨折、颅内出血等情况；怀疑弥漫性轴索损伤时可选择 MRI 检查。

3. **脑梗死**　对于疑似急性缺血性脑卒中的患者首先完成急诊头颅 CT 平扫，排除脑出血；而对急性缺血性脑卒中的早期诊断，推荐 MRI 的 DWI 序列，其敏感度及特异度最高。急性脑梗死发病超过 3 小时的患者，特别是考虑血管内治疗的患者，需进行诊断性 CT 血管成像（CTA）检查，找到阻塞的动脉。除此之外，计算机体层灌注（CTP）检查可区分永久性梗死和可逆转的缺血半暗带，有助于溶栓和预后的判断。

   目前，部分医院已经针对急性缺血性脑卒中建立急诊多模态 CT，即一站式完成 CT 平扫、头颈联合 CTA 及 CTP 检查，这对急性缺血性脑卒中的诊疗方案制订、预后判断具有指导意义。

4. **颅内出血**　CT 是急性脑出血及蛛网膜下腔出血的首选影像学手段。对于早期脑出血、新发或陈旧性微出血推荐 MRI 的 SWI 序列。

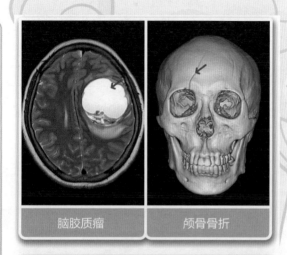

脑胶质瘤　颅骨骨折

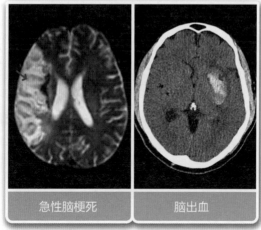

急性脑梗死　脑出血

5. **脑血管畸形** 脑血管造影是诊断脑血管畸形很可靠的方法，但操作较繁琐、费用高。CT 显示典型的病灶甚为可靠，但合并有出血或梗死的时候诊断困难。MRI 对出血、钙化及血管流空等多种特征信号的捕捉更有利于脑血管畸形的诊断，故推荐 MRI 为首选方法。

6. **颅内动脉瘤** 首选 CTA 检查，而数字减影血管造影（DSA）是诊断颅内动脉瘤的"金标准"，可作为 CTA 的补充诊断手段，如怀疑颅脑动脉瘤但 CTA 为阴性的自发性蛛网膜下腔出血。

7. **颅内感染性病变** 首先推荐 MRI 平扫及增强检查。CT 检查也具有较大价值，如对钙化的显示上。根据患者情况，两种检查可互补选择。

8. **颅脑先天性畸形及发育异常** 首选 MRI 检查，CT 可作为显示骨及钙化的补充检查。

9. **脑变性疾病** 首选 MRI 检查，不仅显示形态学变化，MRI 中的 MRS 序列还能显示区域性的代谢异常，有利于疾病诊断。

10. **脊髓及椎管内病变** 对于椎管内肿瘤、脊髓外伤、脊髓血管畸形等脊髓及椎管内病变，MRI 具有较大价值，从定位、定性，均是较佳的影像学方法，而 CT 价值有限。

11. **怀疑脑实质损伤** 如脱髓鞘疾病、糖尿病脑病、肝性脑病、低血糖脑损伤、中毒性脑病、癫痫、脑白质病变等，首选 MRI 检查。

12. **后组颅神经病变** 如三叉神经痛、舌咽神经痛、面听神经等，可选择 MRI 检查。

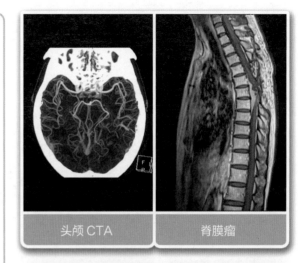

| 头颅 CTA | 脊膜瘤 |

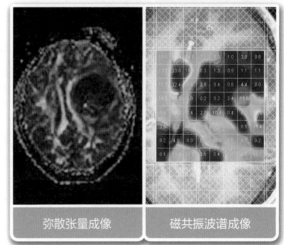

| 弥散张量成像 | 磁共振波谱成像 |

（王舒楠　江岷芮）

头颈部病变可选哪些影像检查？

1. 眼及眼眶

对于眼眶炎性病变、眼及眼眶肿瘤、眼眶脉管性病变，CT 及 MRI 均可选择。MRI 的软组织病变显示优于 CT，故在眼及眼眶肿瘤、肿瘤样病变、视网膜脱离、眼肌疾病及视神经病变上首先推荐 MRI 检查。眼部异物及眼眶骨折推荐 CT 检查，当怀疑眼内异物为金属磁性异物时，禁止用 MRI 检查，避免二次损伤。

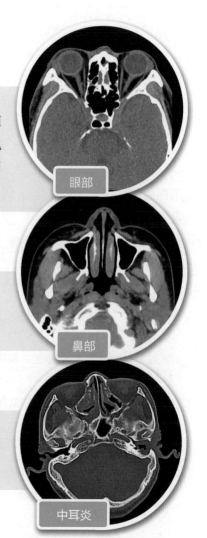

眼部

2. 鼻及鼻旁窦

高分辨率 CT（HRCT）为首选检查方法，MRI 可作为补充方法，与 CT 联合应用，提高对鼻及鼻旁窦疾病的诊断准确性。

鼻部

3. 耳部

耳部肿瘤可选择 HRCT 和（或）MRI，急、慢性化脓性中耳炎及胆脂瘤推荐 HRCT，也可选择 MRI 作为补充检查。

中耳炎

4. 口腔颌面部

急性弥漫性腮腺炎时首选 CT 检查。位置表浅的病变，以及儿童、青少年的炎性病变建议先进行超声检查。牙源性肿瘤和非牙源性肿瘤、腮腺肿瘤推荐 MRI 检查，亦可做 CT 检查，两种检查方式互补。

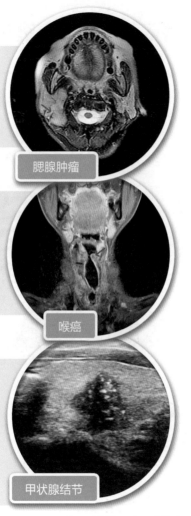

腮腺肿瘤

5. 咽、喉部

咽、喉部肿瘤建议选择 MRI 检查。MRI 检查对肿瘤范围及分期帮助较大，但对骨质改变及钙化不敏感，且不自主的吞咽动作可能造成伪影，所以 CT 可作为补充检查。

咽、喉部炎症推荐 CT 增强检查或者 MRI 增强检查。

咽、喉部异物建议 CT 检查，可结合 CT 后处理技术清楚显示异物与周围组织结构关系。

喉癌

6. 颈部

颈部淋巴结病变建议 CT 或者 MRI 检查。

颈动脉体瘤、其他肿瘤建议 CT 平扫及增强检查，或者 MRI 平扫及增强检查。

甲状腺结节首选超声检查，甲状腺结节伴血清促甲状腺素（TSH）降低时，应行甲状腺 ^{131}I 或 ^{99m}Tc 核素显像。其次可选择 CT 平扫及增强检查。MRI 目前应用较少。

甲状旁腺病变超声为首选检查方法，其次为 CT 检查。

甲状腺结节

（王舒楠　江岷芮）

123

呼吸系统病变可选哪些影像检查？

1. **气管及支气管病变** 推荐 CT 检查，普通 X 射线检查价值有限，一般用于健康普查、疾病初诊。

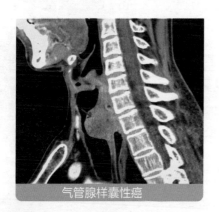

气管腺样囊性癌

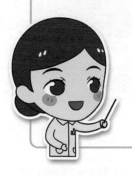

2. **肺部感染** 肺部细菌性感染、病毒性感染、肺炎性假瘤、肺脓肿、肺结核、肺真菌病、肺寄生虫病等，推荐 CT 检查。X 射线检查多用于疾病初筛或病例随访。

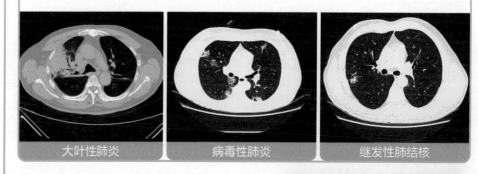

大叶性肺炎　　病毒性肺炎　　继发性肺结核

3. **肺肿瘤** 肺癌、肺转移瘤及肺部其他肿瘤推荐 CT 检查。肺癌进行临床分期，可首选正电子发射体层摄影 - 计算机体层摄影（PET-CT）检查，也可选 MRI 类 PET 检查。

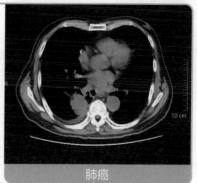

肺癌

4. 肺结节　肺结节是肺癌常见的一种表现形式，但部分肺结节为肺部良性病灶，与肺癌的诊治方式截然不同，所以对肺结节影像学诊断及鉴别诊断尤其重要。

多数 <1cm 的结节在 X 射线影像上不显示，故不推荐 X 射线检查作为常规评估检查，推荐胸部 CT 检查，在结节处行病灶薄层（≤1mm）扫描。对于不能定性的直径 >8mm 的实性结节推荐 PET-CT 区分良性或恶性。

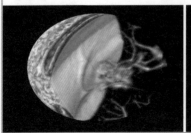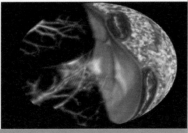

肺结节靶重建

5. 肺水肿　X 射线检查及 CT 检查均可，CT 在显示范围较局限的病灶更具优势。

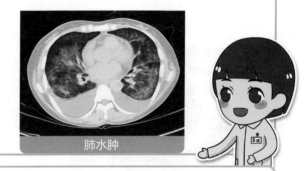

肺水肿

6. 肺动脉栓塞　推荐 CT 肺血管成像（CTPA）。

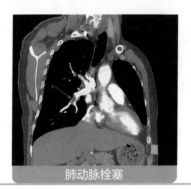

肺动脉栓塞

7. 肺尘埃沉着病　X射线检查及CT检查均可。CT在显示病变数目、分布、纵隔淋巴结、纤维化病变等均具有优势，所以目前CT检查已成为诊断肺尘埃沉着病的重要手段。

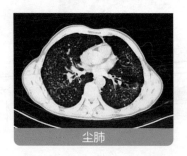

尘肺

8. 胸膜病变　对于胸膜炎，X射线及CT检查均可。但CT在显示胸膜增厚程度及肺组织受压情况上更具优势，故二者比较，更推荐CT检查。

9. 气胸与液气胸　X射线及CT检查均可，CT可发现少量气体或液体，也可更清晰地显示受压的肺组织。

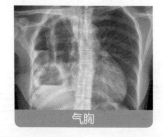

气胸

10. 胸膜肿瘤　推荐CT平扫及增强检查。

11. 纵隔疾病　胸腺瘤、畸胎瘤、淋巴瘤、神经源性肿瘤等纵隔肿瘤，胸内甲状腺肿等瘤样病变，纵隔炎症，纵隔气肿均推荐CT检查。纵隔肿瘤及瘤样病变可根据情况增加CT增强检查。

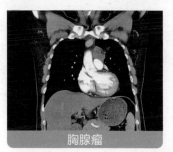

胸腺瘤

12. 胸部外伤　X射线可作为初步检查，可显示肋骨骨折、气胸、液气胸、皮下气肿。但判断外伤后是否存在肺挫伤、肺撕裂伤、肺血肿、气管支气管损伤推荐CT检查，且CT对于不全性肋骨骨折及少量气胸、液气胸时更具优势。

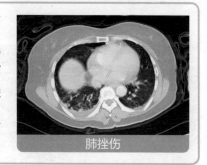

肺挫伤

（王舒楠　江岷芮）

1. 先天性心脏、大血管位置和连接异常

镜面右位心、左旋心、右旋心推荐 X 射线检查。大血管位置和连接异常如右位主动脉弓、迷走右锁骨下动脉、肺静脉异位引流等，推荐 CT 检查。对于肺静脉异位引流途径诊断，必要时可做心血管造影检查。MRI 在此类疾病中应用较少。

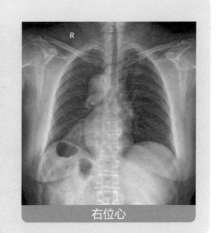

右位心

2. 先天性心脏病

心脏超声为首选检查，对于不能明确诊断的复杂心脏病时，可选择心脏 CTA 或心脏 MRI 检查，亦可选择有创的心血管造影检查。

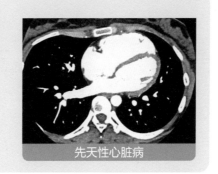

先天性心脏病

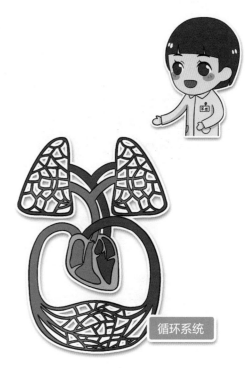

循环系统

3. 后天性心脏病

冠状动脉粥样硬化性心脏病诊断"金标准"为冠状动脉造影，但冠状动脉造影具有创性且操作复杂，故可推荐做冠状动脉CTA检查，以评估冠状动脉内腔是否有狭窄、狭窄程度、粥样斑块成分。对于高血压性心脏病、风湿性心脏病、肺源性心脏病，心脏超声检查、X线检查及CT检查均可。心肌病推荐心脏MRI检查。

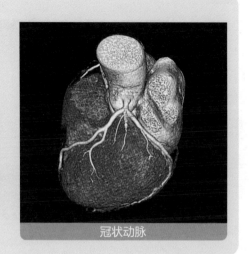

冠状动脉

4. 心包疾病

心包积液可选择CT或MRI检查；缩窄性心包炎推荐X射线检查或CT检查。

5. 大血管病变

主动脉瘤、主动脉夹层、周围血管病变等通常通过血管CTA检查筛查出血管病变。血管造影检查可直观显示病变全貌，为手术做引导。

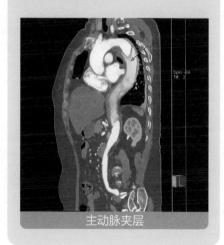

主动脉夹层

（王舒楠　江岷芮）

1. **食管炎、食管运动功能障碍性疾病、食管静脉曲张、食管裂孔疝**

   推荐食管造影检查,腐蚀性食管炎时建议选取碘剂作为对比剂,预防食管穿孔或对比剂反流入呼吸道。

2. **食管肿瘤**

   食管平滑肌瘤或食管癌可选择食管造影检查,也可选择CT检查了解病变与周围组织结构关系、淋巴结情况。

3. **胃炎、胃溃疡**

   推荐上消化道造影。

4. **胃癌和胃淋巴瘤**

   可做上消化道造影,也可做CT和MRI检查。二者的价值在于肿瘤分期、治疗计划的制订、治疗效果评估。

5. **十二指肠溃疡、十二指肠憩室**

   可做上消化道造影。

6. **十二指肠癌**

   可做上消化道造影,也可做CT检查。

7. **小肠克罗恩病**

   推荐X射线造影,可做CT检查。

8. **小肠肿瘤**

   可做小肠造影,也可做CT检查。

9. **小肠套叠**

   可做普通X射线检查或X射线造影,也可做CT检查。

10. **溃疡性结肠炎**

    主要诊查方法为双对比结肠造影,也可做CT检查。

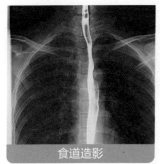
食道造影

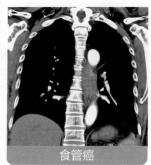
食管癌

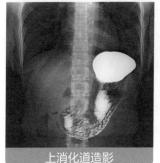
上消化道造影

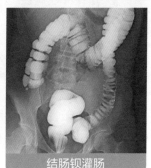
结肠钡灌肠

11. 回盲部结核

可做常规口服小肠造影、结肠钡灌肠，也可做CT检查。

12. 结肠、直肠癌

可做结直肠气钡双重造影，进一步做结直肠 CT 或 MRI 增强检查，做肿瘤分期评估以选择手术、放疗、化疗等治疗方法。MRI 平扫检查优于 CT 平扫检查。

13. 结肠息肉及息肉综合征

可做结直肠气钡双重造影，也可做 CT 检查。

14. 阑尾疾病

推荐 CT 检查。

15. 肝脏弥漫性病变

如肝硬化、脂肪肝推荐超声检查，也可做 CT 或 MRI 检查。

16. 肝脏占位性病变

肝海绵状血管瘤、肝细胞腺瘤、肝局灶性结节增生、肝囊肿、肝脏炎性假瘤、肝细胞癌、周围型胆管细胞癌等，建议做 CT 或 MRI 平扫及增强检查，也可做超声检查。

17. 胆系先天性疾病、胆石症、胆囊炎

首选超声检查，也可做 CT 或 MRI 作为补充检查。

18. 急腹症

胃肠道穿孔、肠梗阻可作腹部 X 射线检查，筛查是否存在该疾病，但 CT 更具有优越性、诊断价值更高，提供的影像学征象更为丰富及精细。

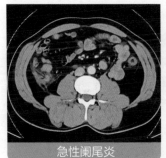

急性阑尾炎

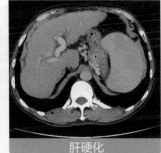

肝硬化

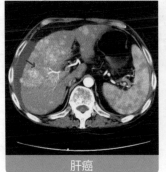

肝癌

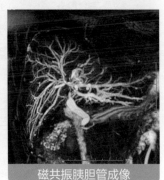

磁共振胰胆管成像

（王舒楠　江岷芮）

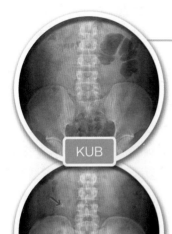

KUB

泌尿系结石

肾脓肿

1. **泌尿系先天发育异常**

可以做超声或肾、输尿管及膀胱平片（KUB)初查。排泄性尿路造影可用于肾脏位置异常、旋转异常的诊断。肾脏形态异常如融合肾、驼峰肾、分叶肾等推荐 CT 检查。

2. **泌尿系结石**

常以 KUB 和 / 或超声作为初查方法，但检查难以明确或者阴性结石时，需要做尿路造影、CT 检查或 CT 尿路成像（CTU）。

3. **尿路感染**

肾脓肿、黄色肉芽肿性肾盂肾炎首选 CT 检查，也可做 MRI 检查。肾结核、输尿管结核的不同时期 KUB、尿路造影表现不一，可二者检查联合 CT，用于综合诊断，并可选择 CTU 全方位观察肾脏、输尿管及膀胱。

4. **肾细胞癌**

可用超声作为初筛检查方法，发现病变后 CT 作为主要诊断方法，MRI 可作为 CT 的补充方法。

5. **肾盂癌**

超声或静脉肾盂造影（IVP）可作为初诊方法。CT 作为补充检查显示病变范围及定性诊断。MRI 可用于碘对比剂过敏患者。

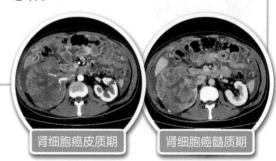

肾细胞癌皮质期　　肾细胞癌髓质期

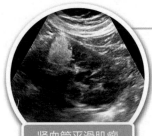

肾血管平滑肌瘤

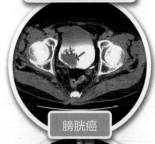

膀胱癌

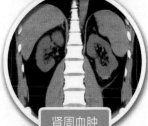

肾周血肿

6. 肾血管平滑肌脂肪瘤

　　首选超声，CT 或 MRI 可作为补充检查鉴别其余肿瘤。

7. 输尿管肿瘤

　　推荐 CT 检查。

8. 膀胱肿瘤

　　可选择超声和 / 或 CT 检查。

9. 肾外伤

　　首选 CT 检查。

10. 前列腺增生、前列腺癌

　　首选 MRI 检查，超声检查常作为初筛方法。

11. 睾丸肿瘤

　　推荐超声或 MRI 检查。

12. 女性生殖系统发育异常

　　推荐超声或者 MRI 检查，可以选择子宫碘油造影。

13. 子宫输卵管炎症

　　推荐子宫碘油造影。

14. 女性生殖系统肿瘤和肿瘤样病变

　　通常用超声作为筛查手段，发现病变后通过 MRI 检查获取更多的诊断信息，卵巢肿瘤或卵巢囊肿时也可选择 CT 检查。

15. 腹膜后肿瘤

　　首选 CT 检查，MRI 可作为补充检查判断病变性质。

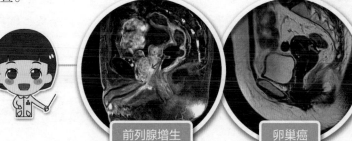

前列腺增生　　卵巢癌

（王舒楠　江岷芮）

1

骨关节发育畸形
一般情况首选 X 射线检查，但对于解剖结构比较复杂的部位比如骨盆、髋关节、骶骨、骶髂关节、胸骨等可首选 CT 检查。

2

染色体病和遗传病
21- 三体综合征、杜纳综合征、黏多糖贮积症首选 X 射线检查。

3

骨与关节创伤
X 射线检查是首选检查方法，当为了克服骨重叠或显示复杂骨结构时，推荐 CT 检查，且 CT 的三维重建图像可有利于指导治疗。MRI 可作为补充检查观察软组织。

4

骨坏死和骨软骨病
常规做 X 射线检查，也可做 CT 检查。但早期股骨头缺血性坏死、骨梗死较早病变时推荐 MRI 检查。MRI 可作为补充检查发现 X 射线不敏感的病灶。

5

骨关节化脓性感染
常规行 X 射线检查，也可做 CT 检查发现更小病变，当病变需要与肿瘤鉴别时，或者需要显示瘘管、窦道、滑膜炎、渗出液、骨髓水肿、周围软组织病变时可做 MRI 检查。

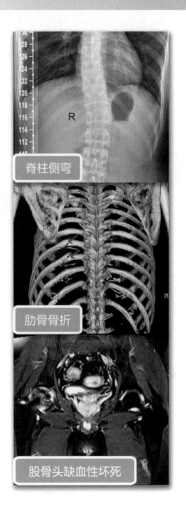

脊柱侧弯

肋骨骨折

股骨头缺血性坏死

6

骨关节结核

可选择 X 射线检查和 / 或 CT 检查，发现早期椎体结核、病变累及范围、周围软组织情况、关节腔积液、关节周围冷脓肿等时，可做更为敏感的 MRI 检查。

7

骨肿瘤或肿瘤样病变

X 射线检查和 CT 检查显示骨质佳。MRI 对骨髓腔受累及邻近软组织结构受累的显示优于前二者，所以通常会将这些技术联合选择应用，对病变的细节、范围、分期比任何一种单一技术更准确、全面，利于临床诊疗。

8

代谢及营养障碍性疾病

如骨质疏松症、骨质软化症、肾性骨病等推荐 X 射线检查。

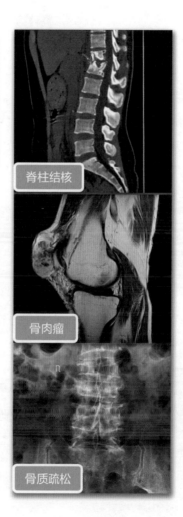

脊柱结核

骨肉瘤

骨质疏松

9

慢性关节病

如类风湿关节炎、强直性脊柱炎、退行性骨关节病等首选 X 射线检查，对于早期病变可选择 MRI 检查。

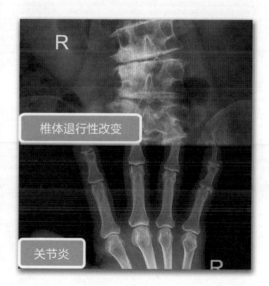

R

椎体退行性改变

关节炎

R

10 椎间盘突出

首选 MRI 检查，也可选择 CT 检查，椎管狭窄可选择 MRI 和 / 或 CT 检查。

11 软组织病变

骨化性肌炎、进行性骨化性肌炎推荐 CT 检查，软组织炎症、软组织损伤、软组织肿瘤首选 MRI 检查。

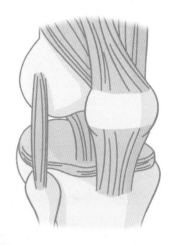

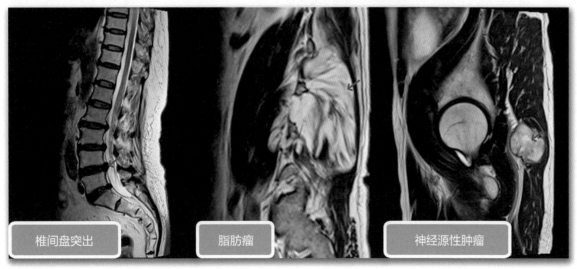

椎间盘突出　脂肪瘤　神经源性肿瘤

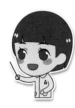

（王舒楠　江岷芮）

参考文献

［1］黄霞，刘建成. 医学影像技术［M］.4 版. 北京：人民卫生出版社，2022.

［2］黄钢，李亚明. 核医学与分子影像［M］.4 版. 北京：人民卫生出版社，2022.

［3］梁萍，冉海涛. 医学超声影像学［M］.3 版. 北京：人民卫生出版社，2022.

［4］任卫东，常才. 超声诊断学［M］.4 版. 北京：人民卫生出版社，2022.

［5］姜玉新，何文. 超声医学［M］.2 版. 北京：人民卫生出版社，2022.

［6］王荣福，安锐. 核医学［M］.9 版. 北京：人民卫生出版社，2018.

［7］徐克，龚启勇，韩萍. 医学影像学［M］.8 版. 北京：人民卫生出版社，2018.

［8］中华医学会放射学分会质量管理与安全管理学组，中华医学会放射学分会磁共振成像学组. 磁共振成像安全管理中国专家共识［J］.中华放射学杂志，2017，51（10）：725-731.

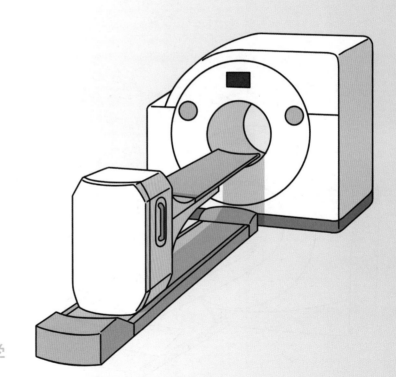

核医学

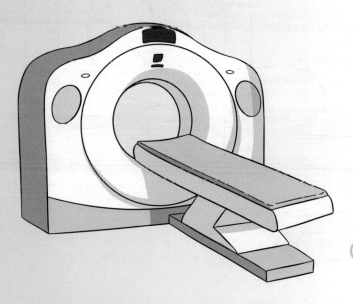

CT 检查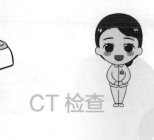

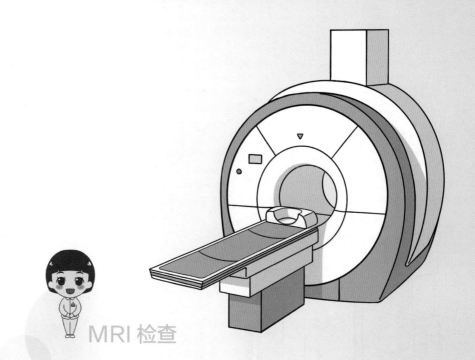

MRI 检查

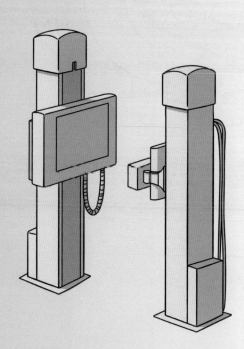

X 射线检查

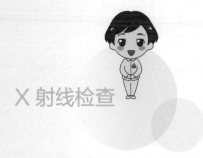